Dr. Sergej Zinatulin

Pneumobalance –
die Methode der balancierten Atmung

Atemtraining für Heilung, Leistungssteigerung und Stressabbau

Aus dem Russischen von Eleonora Werner und Gisela Plugge
Bearbeitet und herausgegeben von Dipl. Ing. Dietmar Ferger

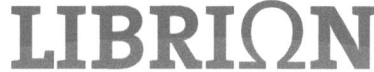

Dr. Sergej Zinatulin

Pneumobalance – die Methode der balancierten Atmung

Atemtraining für Heilung, Leistungssteigerung und Stressabbau

Aus dem Russischen von Eleonora Werner und Gisela Plugge

Bearbeitet und herausgegeben von Dipl. Ing. Dietmar Ferger

Nachdruck – auch auszugsweise –
nur mit Genehmigung des Verlages gestattet.

LIBRION Verlag, www.librion.eu

Spitzackerweg 13, D-79576 Weil am Rhein

1. Auflage

ISBN: 978-3-9810897-6-9

Printed in Germany 2011

Gestaltung: Arts Unique, www.artsunique.de

© 2011 LIBRION Verlag

Inhalt

Dr. Sergej Zinatulin
Pneumobalance – die Methode der balancierten Atmung

Vorwort des Autors

Ich wünsche Ihnen eine gute Gesundheit und freue mich sehr, dass Sie sich für gesunde Atmung interessieren.

1987 lernte ich von Konstantin Butejko die *»Methode der willentlichen Vermeidung der tiefen Atmung«* kennen – sie unterstützte meine Genesung sehr. So begann ich meine Beobachtungen und habe seitdem erfolgreich mit Kindern und Erwachsenen gearbeitet. Es entstand die vorliegende Methode des gesunden Atmens. Sie ist speziell entwickelt für die Arbeit mit dem »individuellen Atemtrainingsgerät nach Frolov« (ATMFro). Inzwischen habe ich langjährige Erfahrung in ihrer Anwendung, so dass ich Ihnen die wichtigsten Faktoren in dem vorliegenden Buch darstellen kann.

Wir nennen dieses Atemtraining Pneumobalance – die Methode der Atembalance.

Auch beantworte ich in diesem Buch die häufigsten Fragen, die beim Atemtraining auftreten, und beschreibe, was bei verschiedenen Erkrankungen beachtet werden muss. So ist dieses Buch sowohl für Einsteiger als auch für Atemtherapeuten und professionelle Anwender von Atemtraining von Nutzen.

Mir ist es sehr wichtig, dass dieses Buch in Deutschland erscheint. Meine Kindheit habe ich in Kasachstan an der sowjetisch-chinesischen Grenze in dem Dorf Rudnitschnji verbracht. Dort lebten zahlreiche Deutsche, die als Ingenieure oder Techniker arbeiteten. So hatte ich auch viele deutsche Freunde. Ich würde mich sehr freuen, wenn unter den Lesern der eine oder andere meiner Jugendfreunde wären. Dieses Buch wäre für sie interessant und nützlich.

Wie meine langjährigen Erfahrungen und auch die meiner Kollegen in anderen Ländern zeigen, kann das Atemtraining Menschen verbinden und zu ihrer Gesundheit beitragen. Dies sehe ich als wichtige Aufgabe.

Ihr Dr. Sergej Zinatulin

Vorwort der Übersetzerinnen

Putzen Sie sich etwa die Zähne? Täglich?

Tun Sie dies nicht einfach nur so, sondern benutzen Sie dazu auch noch eine Bürste?

Diese Fragen überraschen Sie. Das ist unsere Absicht. Wir stellen Ihnen mit diesem aus dem Russischen übersetzten Buch eine Methode vor zur »Hygiene Ihres Atmungssystems«, eine sicherlich noch ungewohnte Sache. Folgt man aber den umfangreichen Forschungen aus Russland, so wird man in regelmäßigen Abständen eine Atemgymnastik betreiben wollen zum erheblichen Nutzen für Gesundheit, Leistungsfähigkeit und für die Erhaltung der Jugendlichkeit.

Sie sagen: »Wieso? Atmen kann ich doch!«

Die Antwort lautet: »Sie tun es zwar, aber nicht richtig!«

Wir haben verlernt, richtig zu atmen. Als Babys konnten wir es noch. Unser natürlicher Atemreflex ist uns verloren gegangen.

Russische Wissenschaftler haben in den vergangenen Jahrzehnten detailliert nachgewiesen, dass man mit einem gezielten Atemtraining große Erfolge für Körper, Gesundheit und Leistungsfähigkeit erzielen kann. Um dies zu sichern, ist ein kleines, einfaches aber geniales Gerät erfunden worden, das wir hier durchaus mit einer Zahnbürste für die Lunge vergleichen wollen, wenn auch nur im übertragenen Sinne.

Wir wünschen Ihnen viele erfreuliche Erkenntnisse!

Gisela Plugge und Eleonora Werner (Übersetzerinnen)

Vorwort des Herausgebers

Gesundheit und Leistungsfähigkeit können so einfach sein – wenn die richtigen Techniken eingesetzt werden. Die Pneumobalance Atemtechnik mit dem ATMFro ist das Resultat einer langen Tradition der russischen Atemforschung, die in Russland und den Nachfolgestaaten der Sowjetunion einen hohen Stellenwert hatte und hat. In einem Land, in dem Medikamente teuer und für viele Menschen gänzlich unerschwinglich sind, können einfache, nebenwirkungsfreie und wirksame Methoden der ganzheitlichen Gesundung und Gesunderhaltung sich einfacher entwickeln als bei uns.

Dr. Sergej Zinatulin ist der derzeit bekannteste »Atemdoktor« Russlands und führt die Tradition von Dr. Konstantin Butejko fort, der gegen viele Widerstände Atemtraining zu einem anerkannten Teil der Gesundheitsvorsorge der Sowjetunion und ihrer Nachfolgestaaten entwickelt hat. Dr. Zinatulin hat schon viele Fachbücher und -artikel veröffentlicht, in diesem Buch stellt er sein Wissen erstmalig auch für medizinische Laien dar.

Hier in Mitteleuropa spült die verbreitete Mentalität – der Doktor macht's schon und mit ein paar Tabletten geht es mir wieder gut – jedes Jahr größere Summen in die Kassen der pharmazeutischen Industrie und lässt immer mehr Menschen abhängig von Medikamenten werden, die wiederum Nebenwirkungen haben, für deren Beseitigung wieder neue Medikamente genommen werden müssen. Ein regelmässiges, selbstverantwortliches Training dagegen ist anstrengend – wer bringt schon die Konsequenz auf und trainiert über mindestens ein halbes Jahr jeden Abend für 15 bis 30 Minuten seine Atmung? Wer dies aber doch tut, der kann sich auf eine signifikante, umfassende, nebenwirkungsfreie und langanhaltende Verbesserung seines Gesundheits- und Leistungsniveaus gefasst machen.

Wir sollten das Pneumobalance Atemtraining in Schulklassen und auch in Kindergärten zum Standard machen – wie es in vielen Schulen Russlands der Fall ist. So würde eine Generation heranwachsen, für die gesunde Atmung und die regelmäßige Atemschulung zur selbstverständlichen Gewohnheit geworden ist. In jedem Sportverein sollte das Pneumobalance Atemtraining seinen festen Platz im Trainingsprogramm haben, für Arbeitgeber und Krankenkassen sollte es ganz vorne in der Liste der gesundheitlichen Präventionsmethoden stehen.

Ich wünsche mir, dass immer mehr Ärzte, Heilpraktiker und andere Therapeuten und Trainer die Atemschulung in ihr Therapie - und Trainingsprogramm einbauen, denn ein Volk der Falschatmer, wie wir es in Mitteleuropa (noch) sind, wird nie seine volle Leistungsfähigkeit erreichen, immer hohe Krankheitskosten haben und das Volksvermögen statt in Bildung und Fortschritt in Medikamente investieren.

Dipl. Ing. Dietmar Ferger

Sergej Zinatulin
Pneumobalance – die Methode der balancierten Atmung. Wie Atemtraining heilt.

1. Atmen – die Balance der biologischen Uhr

»Atmen ist die wichtigste Tätigkeit des Körpers,
denn davon sind alle anderen abhängig«   (aus einer alten indischen Schrift)

Der Mensch ist Teil des Kosmos

Wir sind eingebunden in unsere Umwelt und ihre Prozesse – in die Natur auf dem Planeten Erde, in die unendlichen Weiten des Weltalls, in einen Ozean aus Energie, Information und Rhythmik.

Im Kosmos haben alle Prozesse einen bestimmten Rhythmus, sie münden in den Pulsschlag des Alls, aus dem unsere Galaxis vor vielen Millionen Jahren entstand. In unserem irdischen Dasein leben wir mit physisch wahrnehmbaren und realen Prozessen. Sie finden zyklisch statt und formen einen bestimmten Rhythmus im Geschehen der Natur: den Wechsel von Tag und Nacht, von Ebbe und Flut, die Mondzyklen, die periodischen Schwankungen im Erdmagnetfeld, im Druck der Atmosphäre, in der Temperatur und in der Luftfeuchtigkeit.

Unser Organismus ist ein variables biologisches System. Er muss harmonisch mit seiner Umwelt zusammenwirken, auf alle Veränderungen reagieren und dabei die eigene innere Konstanz erhalten. Genauso wie im All schwanken in unserem Organismus alle Funktionen und Prozesse in periodischen Rhythmen. Vor fast 400 Jahren schrieb der Schriftsteller Robert Burton[1]: *»Unser Körper ähnelt einem Uhrwerk: Wenn ein Rädchen fehl schlägt, wird sich dies auf andere auswirken und dann – ist die Uhr kaputt. So vollkommen und harmonisch ist unser menschlicher Organismus.«*

Jedes System in einem lebendigen Organismus hat seinen eigenen Lebenszyklus, der sich regelmäßig und periodisch in längeren und kürzeren Intervallen bewegt. In einem gesunden Organismus sind die Rhythmen der verschiedenen Organe und Systeme genau abgestimmt und ausbalanciert, so dass sich ein harmonisches Zusammenwirken ergibt, ein beständiger und sicherer Gang unserer biologischen Uhr.

Die Atmung ist einer der rhythmischen Prozesse unseres Organismus. Sie reguliert diese biologische Uhr. Die Rhythmen der wichtigsten Organe und Systeme sind direkt mit dem Atemrhythmus verbunden – der Rhythmus des Gehirns und des Herzens, die Schwankungen des Säure-Basen-Haushalts u.v.m. Dies ist unsere Innenwelt, unser inneres Milieu des Organismus.

[1] Robert Burton, 1577 bis 1640, englischer Schriftsteller, Geistlicher und Gelehrter

Weiterhin ist die Atmung ebenfalls eng verbunden mit den Funktionen aller Körpergewebe und -zellen, da praktisch alle Körperzellen den Sauerstoff zur Energiegewinnung benötigen.

Von der Atemfunktion hängt der Zustand der wichtigsten Systeme des Organismus ab:

- Atemsystem
- Nervensystem
- Homöostase (Säure-Basen-Gleichgewicht)
- Immunsystem
- Hormonsystem
- Herz-Kreislaufsystem
- Stoff- und Energiewechsel

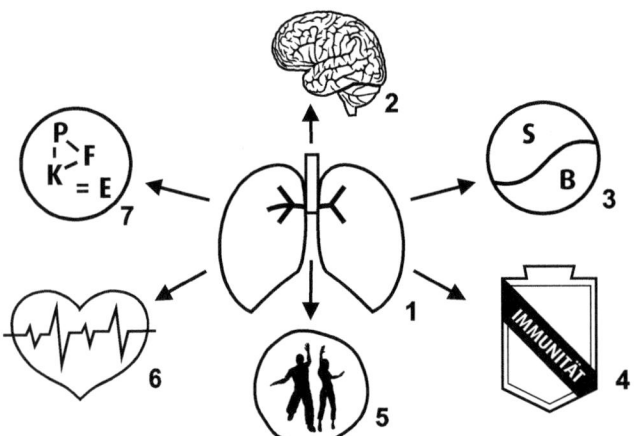

1: Atmung
2: Nerven und Gehirn
3: Säure-Basen-Gleichgewicht
4: Immunsystem
5: Hormonsystem
6: Herz-Kreislaufsystem
7: Stoffwechselsystem
   (Proteine + Kohlenhydrate +
   Fette = Energie

Abb. 1: Die Atmung als Steuerungsinstrument

Mit unserer Umwelt kommunizieren wir vor allem durch das Atmen. Einige Zahlen sind beeindruckend: die Oberfläche des Lungengewebes beträgt 80 m² und mehr – die unserer Haut nur ca. 1,5 m²; durch unsere Lungen ventilieren täglich 10.000 l Luft – trinken können wir nur 2 bis 3 l Flüssigkeit! Unsere Atmung muss dabei auf die rhythmischen Veränderungen der Umwelt reagieren, auf Temperatur und Feuchtigkeit der eingeatmeten Luft, auf die Unterschiede des Luftdrucks u.v.m.

In der Atmung treffen gleichsam zwei Welten aufeinander, die Innen- und die Umwelt, wir finden eine »Kreuzung der Rhythmen« des Kosmos und des menschlichen Organismus.

Die Genauigkeit unserer biologischen Uhr und damit unsere Gesundheit und Lebensdauer hängt davon ab, wie stabil reguliert und ausbalanciert wir atmen, wie wir unsere Atmung kontrollieren und schulen und wie wir uns an die Veränderungen der Innen- und Umwelt anpassen. Diese Anpassungsfähigkeit stärkt wiederum unsere Widerstandsfähigkeit gegen Krankheiten, Stress und körperliche Belastungen.

Um das **Pneumobalance Atemtraining** zu entwickeln, musste ich das vielfältige funktionale und physiologische Zusammenwirken der Atmung mit der Innen- und Umwelt berücksichtigen und alle Faktoren, die Auswirkungen auf die verschiedenen Aspekte der Atmung haben, ausbalancieren und harmonisieren. Denn wie bei einem filigranen Rohdiamanten gibt es auch beim Atmen verschiedenste Aspekte und Charakteristika.

Die Grundlage des Atmens ist ein mechanischer Prozess der Ventilation der Lunge, denn ohne ihre Ventilation und Dehnung, ohne die mechanische Arbeit des Zwerchfells sind der Gasaustausch und damit das Atmen unmöglich. So kann die Atmung charakterisiert werden als

- die Ventilation der Lunge
- die Veränderung des Lungenvolumens durch die Ein- und Ausatmung
- die Geschwindigkeit des Ausatmens
- die Volumenkapazität der Lunge
- Frequenz und Rhythmus.

Durch die Ventilation der Lunge erneuert sich die Gasmischung in ihrem Inneren. Der Gasaustausch findet statt zwischen der Atmosphäre, der Umwelt, und dem Blut, der Innenwelt. Wir können die Atmung also auch als Veränderung der Konzentration von Sauerstoff und Kohlendioxid in Lunge und Blut beschreiben.

Wir wissen, dass der Sauerstoff aus der Atmung im Inneren der Körperzelle genutzt wird. Die Zellen benötigen ihn für ihre Energieversorgung, bei der Nahrungsmoleküle oxidiert werden. Aus dieser sog. Zellatmung entsteht Kohlendioxid – ein wichtiger biologischer Stoff, der aktiv an zahlreichen physiologischen und biochemischen Prozessen und Reaktionen teilnimmt.

Wir können das Atmen also auch als einen chemischen Prozess betrachten, als eine chemische Reaktion in der Körperzelle, die den pH-Wert im Blut und im Gewebe reguliert und das energetische Potential des Organismus steuert.

Nehmen wir als Beispiel einen Elefanten. Wenn wir an einen Elefanten denken, haben unterschiedliche Menschen unterschiedliche Vorstellungen. Der Eine denkt zuerst an seinen Schwanz, der Andere an die stämmigen Beine ... So ist es auch in unserem Fall, wenn wir an die verschiedenen Aspekte des Atmens denken.

Richtig ist es, die Atmung als unteilbaren ganzen Prozess zu betrachten, in dem alle Aspekte ihren Platz haben: die Ventilation, der Gasaustausch im Inneren der Lunge und im Gewebe und die chemischen und energetischen Prozesse in der Körperzelle.

Interessantes am Rande: Der Elefant

Der Elefant ist ein außergewöhnlich intelligentes Tier: Sein Atem- und Verdauungssystem bilden eine untrennbare Einheit. Aus Nase und Oberlippe hat sich der Rüssel entwickelt, ein einzigartiges Organ! Mit ihm kann der Elefant atmen, Nahrung und Wasser aufnehmen, kommunizieren, seine Umgebung wahrnehmen und vieles mehr. An Land atmet der Elefant mit Mund und Rüssel, aber im Wasser atmet er nur mit dem Rüssel, indem er ihn aus dem Wasser herausstreckt. Mit seiner Hilfe kann der Elefant auch schwere Gegenstände heben. Er benutzt ihn auch als Sauginstrument und kann mit ihm bis zu 17 l Wasser aufnehmen und anschließend in sein Maul laufen lassen, indem er den Rüssel hinein steckt. Die Elefantenkuh kann ihren Rüssel so tief in ihren Rachen hineinführen, dass sie von dort Wasser einsaugen kann, um sich damit zu duschen oder es ihren Kälbern zu geben. Mit dieser einzigartigen Nase kann der Elefant einen Menschen auf 1,5 km wittern!

Die Atmung ist untrennbar eingebettet in den Gesamtprozess unseres Organismus. Durch ihr harmonisches Zusammenspiel entsteht eine Balance, ein Gleichgewicht der Innenwelt mit der Rhythmik der verschiedenen Systeme des Organismus. Als Folge dieses engen Zusammenspiels mit den Prozessen der Innen- und Umwelt kann die Atmung aber auch aus dem Gleichgewicht geraten. Wenn ein Atemrhythmus in seinem ausgleichenden und balancierenden Einfluss auf den Organismus gestört ist, dann gehen wir unaufhaltsam von einem Zustand der Gesundheit in ein Stadium der »Vorerkrankung« über, die sich im weiteren Verlauf zu klinisch manifestierten Krankheiten entwickelt.

So sollte Atemtraining nicht nur bei körperlichen Aktivitäten wie Laufen, Radfahren, Schwimmen usw. durchgeführt, sondern auch in speziellen und zielgerichteten Trainingskursen erlernt werden, um Störungen des Gleichgewichts zu beseitigen und die Ressourcen der Atmung und damit des ganzen Körpers zu stabilisieren. Dafür gibt es verschiedene, wissenschaftlich fundierte Methoden, die in der Medizin schon seit langer Zeit angewendet werden.

Atemtraining kann alle Aspekte der Atmung beeinflussen. So kann die Zusammensetzung der Gase der Einatmungsluft (niedriger Sauerstoffgehalt = Hypoxie oder erhöhter Kohlendioxidgehalt = Hyperkapnie) verändert werden, ebenso der Widerstand beim Einatmen und Ausatmen.

Durch Verlangsamung der Atmung wird die Atmung ökonomischer, denn es wird weniger Energie auf die Lungenventilation verwendet. Wissenschaftliche Erfahrungen aus unterschiedlichen methodischen Ansätzen zeugen von unumstrittenem Nutzen bei der Behandlung verschiedener Erkrankungen und zeigen die Notwendigkeit des Atemtrainings zur ihrer Vermeidung, zur Verlangsamung des Alterungsprozesses, zur Verbesserung der Lebensqualität und zur Verlängerung der Lebensdauer.

Die Methode der ausbalancierten Atmung, die Pneumobalance, besteht aus den folgenden Elementen:

- Widerstand bei der Ein- und Ausatmung,
- Verlängerung des Atemzyklus und Verlangsamung des Atmens,
- periodische Senkung des Sauerstoffgehaltes in der Lunge (physiologische Hypoxie) und
- periodische Erhöhung des Kohlendioxidgehaltes (Hyperkapnie).

Dieses Atemtraining verbessert das Zusammenspiel der Körperorgane und systeme, die ihrer Bestimmung folgend besser und beständiger arbeiten können, so dass eine ausgewogene Gesamtfunktionalität entsteht.

In der folgenden Grafik ist das Dreieck der Gesundheit dargestellt, wie ich es seit mehr als 20 Jahren nenne, das Gleichgewicht zwischen Atmung, Bewegung und Ernährung.

Wenn ein Mensch regelmäßig nach der Pneumo-balance-Atemmethode trainiert, wird sein Organismus nicht nur ökonomischer atmen, sondern auch die Nahrung besser verwerten. Deswegen können wir die Atmung als Balance der biologischen Uhr bezeichnen – tatsächlich zeigt die Praxis, dass bei einem Menschen, der regel-

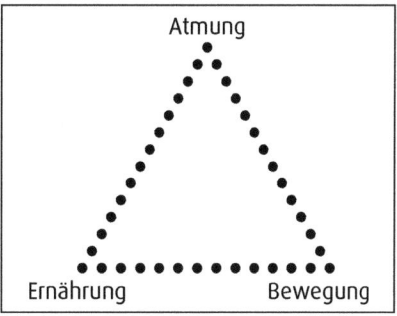

Abb. 2: Das Dreieck der Gesundheit

mäßig die Atemübungen durchführt, der Organismus ähnlich zuverlässig und genau wie eine Uhr arbeitet, unter allen Bedingungen, auch allen Wetterbedingungen und jederzeit, Tag und Nacht. Außerdem wird der Organismus nach solch einem Trainingskurs widerstandsfähiger gegen Veränderungen der Umwelt, da eine Balance zwischen der Umwelt und der Innenwelt entsteht.

Durch die zentrale Bedeutung der Atmung für unseren Organismus und für das Verhältnis aller Organe und Systeme zueinander können mit der Pneumobalance die Gesundheit unseres Organismus verbessert und alle Systeme als Ganzes behandelt werden, statt dass an einer bestimmten Krankheit mit Medikamenten herumkuriert wird.

Atemtraining wirkt

Atemtraining hat Wirkungen auf die allgemeine Gesundheit und auf einzelne Organe.

Die Wirkungen auf die allgemeine Gesundheit zeigen sich im Zustand des Gesamtorganismus und seiner Tätigkeit, seinen intellektuellen und physischen Fähigkeiten:

- Verbesserung der Widerstandsfähigkeit des Organismus gegen Krankheiten, Stress, Infektionen etc.
- Verlangsamung des Alterungsprozesses
- Verbesserung des Stoffwechsels

Wirkungen auf einzelne Organe sind:

- Verbesserung der Ventilation und des Gasaustausches
- Stärkung und höhere Belastbarkeit der Atemmuskulatur
- Erhöhung der Reserven des Atemsystems
- Beseitigung und Vorbeugung des Hyperventilationssyndroms
- Normalisierung des Atemminutenvolumens und des Kohlendioxidgehaltes.
- Verbesserung des psychische Zustandes durch verbesserte Nervenregulation
- Verbesserung der Tätigkeit der inneren Organe wie Lunge, Herzens, Verdauungstrakt etc.
- Normalisierung des Herz, des arteriellen Drucks, des kapillaren Blutflusses und des venösen Systems.

Eine gesunde Atmung ist also ein wichtiger Faktor zur Erhaltung der Gesundheit und unabdingbar zur erfolgreichen Behandlung des Atem-, Nerven- und Herzkreislauf-Systems sowie von Stoffwechselstörungen. Das Pneumobalance Atemtraining sollte deshalb ergänzend zur jeder Rehabilitation nach Herzinfarkt, Schlaganfall, Trauma und Operation eingesetzt werden.

Trainieren Sie Ihre Atmung. Eine Atmung in Balance steuert alle biologischen Vorgänge und Prozesse in unserem Organismus, unabhängig vom Alter, Klima und Gesundheitszustand so präzise und zuverlässig wie eine gute Uhr!

Die Körperrhythmen

Forschungen zeigen, dass der Blutdruck, der Hormonspiegel, die Urin- und viele andere Werte stark schwanken – nicht nur während eines Tages, sondern auch im Verlauf einer Woche, eines Monats und eines Jahres. Nicht selten werden dabei die Normwerte positiv übertroffen. Unser Organismus hat eine große Variationsbreite:

- **Der arterielle Druck** erhöht sich vor dem Aufwachen, erhöht sich weiter während der Tagesaktivitäten und erreicht sein Maximum gegen Abend. Aber nachts, während des Schlafes, senkt er sich bis zum Minimum. Ein Mensch, der erfreut feststellt, dass sein Blutdruck immer konstant – also normal – ist, muss eigentlich besorgt sein und sich behandeln lassen!

- **Die Atemwege** verengen sich beim Liegen. Morgens früh erreicht ihr Querschnitt sein Minimum, am späteren Nachmittag erweitern sie sich und ihr Querschnitt erreicht sein Maximum. Bei gesunden Menschen variiert der Querschnitt der Atemwege bis zu 8 % innerhalb von 24 Stunden. Bei an Asthma erkrankten Menschen können die Veränderungen bis zu 50 % betragen.

- **Die Anzahl der weißen Blutkörperchen** kann sich innerhalb von 24 Stunden bis zu 30 % unterscheiden: Maximum abends – Minimum morgens.

- **Die Ausschüttung von verschiedenen Hormonen** geschieht in bestimmten Zyklen. So ist der Cortisol-Wert morgens um ca. 7 Uhr maximal, um Mitternacht minimal, die Insulin-Produktion wiederum hat ihr Maximum um 15 Uhr, ihr Minimum um 3 Uhr morgens.

- **Die Durchlässigkeit der einzelnen Nasenhöhle** ändert sich im Rhythmus von zwei bis fünf Stunden. Die gesamte Durchlässigkeit beider Nasenhöhlen zusammen bleibt aber unverändert.

Im Zyklus von 24 Stunden zeigt der Organismus in bestimmtem Rhythmus »das Tor des Schlafs«. Dieses »öffnet« sich nur zu bestimmten Tages- und Nachtstunden, bei jedem Menschen individuell. Abends geschieht dies ungefähr eine Stunde, nachdem die Körpertemperatur gesunken ist. Dieses Schlaftor öffnet sich wieder gegen 3 Uhr morgens. Der Neurologe Michel Tiberge[2] vom Schlafzentrum in Toulouse ist der Meinung, dass sich dieses »Tor des Schlafs« alle 1,5 bis 2 Stunden für ein bis zwei Minuten öffnet und dass dies auf die Besonderheiten der Alltagsaktivitäten unserer Vorfahren zurückzuführen ist.

[2] Michel Tiberge, Arzt, Neurologe, Schlafforscher und Leiter des Instituts für Schlafforschung an der Universität Toulouse

Karl Trincher

Karl Trincher[3] war ein begabter Wissenschaftler. Er studierte an der Wiener Universität und belegte dort Vorlesungen von Albert Einstein, Max Planck und Nils Bohr. Da seine Frau Antifaschistin war, verließen sie Österreich und siedelten nach Moskau über, wo er Medizin studierte. Zu Beginn des Krieges wurde Trincher wegen Spionage verhaftet und in ein Lager im Ural deportiert, wo er als Arzt arbeiten und die Gefangenen behandeln musste. Diese Tätigkeit bestimmte seinen weiteren Werdegang.

Trincher hatte die Vorstellung, dass der Organismus sich unter bestimmten extremen Bedingungen erwärmen kann, indem er Fett direkt in der Lunge umsetzt bzw. verbrennt. Er schreibt: *»Hier hat mich eine Idee ergriffen! Die Lunge nutzt die Fette, wenn ihr kalt ist, um sich zu erwärmen. Die Lunge ist damit das einzige Organ, wo die Fette direkt mit Sauerstoff reagieren und verbrennen, ohne Fermente. Mein Gott! Wie ist das einfach! Dafür sind die Fette in der Lunge! Sie dienen als Brennstoff. Sie verbinden sich mit Sauerstoff und geben Wärme ab.«*

Seine Doktorarbeit zum Thema »Wärmebildende Funktion der Lunge« wurde in der Sowjetunion nicht zugelassen. Deshalb emigrierte er mit seiner Frau nach Australien, wo sein Name bereits bekannt war und wo er seine Artikel veröffentlichen konnte. Aufgrund seiner Veröffentlichungen bekam er sofort eine Stelle an der Universität, wo er habilitierte. Sehr bald wurde sein Buch über die biologische Thermodynamik veröffentlicht.

Was für sonderbare Wege wissenschaftliche Entdeckungen manchmal doch gehen!

[3] Karl Trincher, 1910 bis 1997

2. Die Atmung für alle und jeden

»Zwischen Geburt und Tod liegt das Leben, das ganz und gar vom Atmen abhängt«

(Paul Bragg[4] aus: Wunder des Fastens)

ATMFro – das neuartige Atemtrainingsgerät

Durch den einfachen Aufbau des ATMFro können wir Atemübungen für alle Altersgruppen und jeden Gesundheitszustand durchführen, angefangen mit dreijährigen Kindern bis zum Menschen im Rentenalter, vom Behinderten bis zum Sportler. Im Folgenden werde ich zur Arbeit mit dem ATMFro an die Grundregeln des Atmens erinnern, Details finden Sie in der Gebrauchsanweisung angegeben, die dem Gerät beiliegt. Dann erläutere ich die Fragen, die sich bei verschiedenen Erkrankungen daraus ergeben, und gebe Empfehlungen zur Methode der Pneumobalance.

Grundregeln zum Gebrauch des ATMFro

Atmen mit dem Zwerchfell. Bei der Einatmung streckt sich die Bauchdecke nach vorn (s. Abb. 3), bei der Ausatmung geht die Bauchdecke langsam nach innen (s. Abb. 4)

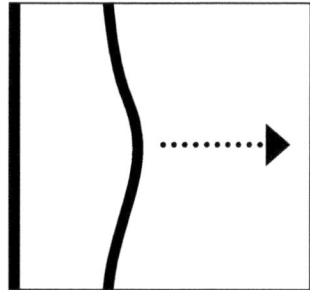 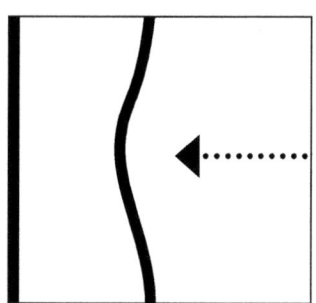 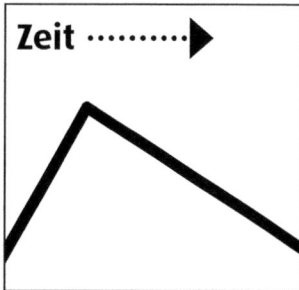

Abb. 3: Einatmung   Abb. 4: Ausatmung   Abb. 5: Einatmen (2 bis 3 Sek.) und ausatmen

Die Einatmung geschieht langsam und ganz ruhig für 2 bis 3 Sekunden, am Anfang des Trainings durch die Nase, später dann durch den Mund

Die Ausatmung geschieht durch den Mund, durch den ATMFro. Die Ausatmung geschieht langsam, ohne Unterbrechung und gleichmäßig.

Die Zeit des Ausatmens verlängert sich nach und nach auf bis zu 40 Sekunden und mehr.

---

[4] Dr. Paul Bragg, 1895 bis 1976, amerikanischer Ernährungswissenschaftler und Gesundheitspionier

Häufige Fehler beim Training

- Die Gebrauchsanweisung wird nicht oder nicht gründlich gelesen
- Die Wassermenge wird nicht genau gemessen
- Die Dauer der Ausatmung wird nicht gemessen[5].
- Es wird sehr schnell, kurz und heftig eingeatmet.
- Es wird mit Kraft ausgeatmet
- Es wird die Brustatmung angewendet.

Weniger atmen – gesundes Leben: Atmen bei Erkrankungen der Atemwege

Sogar nach schwerem Krankheitsverlauf und nach langjähriger Einnahme von Hormonpräparaten werden heilende Wirkungen beobachtet **bei chronischer Bronchitis, Lungenemphysem, Pneumosklerose und Bronchialasthma.** Ein regelmäßiges Pneumobalance Atemtraining mit dem ATMFro verbessert deutlich den Zustand der erkrankten Menschen und erleichtert den Verlauf von Schwersterkrankungen wie TBC und Bronchiektasie.

Wie kann ein so kleines Gerät solche umfassenden Wirkungen haben? Das Pneumobalance Atemtraining verbessert den Gasaustausch, den Zustand der Lunge und dadurch auch das Immun- und das Nervensystem. Durch das Verlängern der Zwerchfell-Ausatmung, das Einziehen der Bauchdecke und den Atemwiderstand verbessert es die Funktion des Bronchienepithels und befreit die Lunge von Schleim, da sich dadurch die Bronchiolen weiter öffnen und der Auswurf erleichtert wird, sogar bei Bronchospasmus und Bronchiektasie. Bei einem Emphysem der Lunge und bei Pneumosklerose verbessern sich die Ventilation der Alveolen und die Durchblutung der Lunge. Der Einfluss des Atemtrainings verbessert außerdem den psychoemotionalen Zustand, die Funktion des vegetativen Nervensystems und des Immunsystems der erkrankten Menschen. Das regelmäßige Atemtraining verringert die Spasmen der glatten Muskulatur der Bronchien, aber auch die Atemnot, durch die die Reserven des Körpers angegriffen werden.

Nach langen Jahren Praxis bin ich überzeugt, dass Arzneimittel die Atemnot nicht beseitigen können. Denn Atemnot bewirkt, dass der erkrankte Mensch öfter atmet. Das Atemzentrum stellt sich auf die neue höhere Atemfrequenz um. Arzneimittel unterdrücken zwar die Symptome der Krankheit, verändern aber nicht die Schnellatmigkeit, denn die Neuronen des Atemzentrums speichern die »falschen« Frequenzen. Nur durch gezielte Atemübungen gelingt die Wiederherstellung der normalen Frequenz des Atemmusters, die Atemnot ist für immer vergessen.

---

[5] Um die Dauer der Ausatmung gleichmäßig zu verlängern wurde Musik komponiert und eingespielt, die für jeden Schritt der Verlängerung der Ausatmungsdauer ein Musikstück enthält. Das Zählen der Sekunden entfällt damit, das Atemtraining wird zu einer Atemmeditation.

Sie sollten deshalb lernen, richtig mit dem Zwerchfell zu atmen. Zwerchfellatmung ist Voraussetzung für das Pneumobalance Atemtraining und erlaubt es, erfolgreich mit Atemnot und Erstickungsanfällen umzugehen.

Nancy Hogshead[6] und Gerald Couzens[7] zitieren ein Beispiel: Karin Smit, 4-malige Olympiasiegerin im Speerwurf ist wie Nancy Hogshead an Asthma erkrankt: »*Für mich sind Atemübungen ein ganz wichtiges Mittel, um mein Asthma unter Kontrolle zu halten. Als ich noch nicht mit dem Zwerchfell geatmet habe, bekam ich jedes Mal Panik und schnappte nach Luft. Die Aufregung hat den Asthmaanfall ausgelöst. Gleich mit Beginn meiner Atemübungen ist die Atemnot verschwunden.*« Diese Spezialisten haben die biologischen Zusammenhänge bestätigt. Die Entspannungsatmung mit dem Zwerchfell erlaubt es dem Asthmapatienten, den Asthmaanfall zu blockieren.

Besonderheiten beim Atemtraining mit Atemwegserkrankungen

- Führen Sie die Übungen halb liegend oder in Seitenlage durch. Wenn Sie die Ventilation in einer Lungenhälfte verbessern wollen, so legen Sie sich auf diese Seite, da die Durchblutung und Ventilation auf der unteren Seite besser sind. Um die **Ausscheidung von Schleim und Auswurf** zu verbessern legen Sie sich so, dass der betroffene Bereich oben liegt. Beim Training im Liegen ist es angenehmer, das Mundstück des ATMFro um 90 Grad zu drehen.

- Bei **Erkrankungen der Bronchien oder der Lunge** sollten Sie das Training leicht beginnen: Einatmen durch die Nase, Ausatmen durch das ATMFro. Diese Übungen sollten möglichst über mehrere Monate erfolgen, möglichst zweimal täglich. Die Grundübung mit dem ATMFro erfolgt abends vor dem Schlafengehen zur Säuberung der Lungen, »zum Durchblasen«. Morgens nach dem Aufwachen erfolgt die Ergänzungsübung, so dass die normale Ventilation der Lunge sichergestellt wird und Schleim und Auswurf, die sich in der Nacht in den Bronchien angesetzt haben, ausgeschieden werden. Tagsüber können Sie die Atemübungen auch ohne den ATMFro durchführen, bei Bedarf können Sie auch ein- bis zweimal täglich als Kräuter- oder Aromatherapie inhalieren.

- **Asthma-Sprays und -Medikamente** sollten Sie unbedingt mit Kontrolle eines Peak-Flow-Meters[8] anwenden, und zwar mit gewohnter Dosierung 10 bis 15 Minuten vor dem Training. Sukzessiv verbessert sich die Atemfunktion so, dass Sie Medikamente und Spray nach und nach reduzieren können. Setzen Sie Medikamente nicht zu früh ab und konsultieren Sie unbedingt Ihren Lungenfacharzt, bevor Sie Hormonpräparate absetzen. Eine gute Remission ist nach etwa 6 Monaten zu erwarten.

[6] Nancy Hogshead, Amerikanische Olympiaschwimmerin, *1962, dreifache Olympiasiegerin 1984
[7] Gerald Secor Couzens, Medizinbuchautor, schrieb mit Nancy Hogshead das Buch »Asthma and Exercise«
[8] Messgerät für Asthmatiker zur Bestimmung der Weite der Atemwege

- **Bei Bronchiospasmen, Emphysemen und Pneumosklerose**n ist die Ventilationsfunktion der Lunge verändert, so dass eine Anpassung des Atemtrainings ratsam ist: Atmen Sie sehr langsam und ruhig ein, die Einatmung kann über 4 bis 5 Sekunden gestreckt oder portioniert werden, zweimal für 2 bis 3 Sekunden mit einer Pause von 1 bis 2 Sekunden dazwischen. Sie können auch nach der Einatmung und nach der Ausatmung eine kleine Pause von 1 bis 3 Sekunden einlegen, wenn Sie das Bedürfnis dazu verspüren.

- Wenn während des Trainings **Husten** auftritt, machen Sie eine Pause, um den Husten zuzulassen und danach dann die Übung fortzusetzen. Es ist besser, trockenen Husten nicht zu unterdrücken, sondern eine Pause zu machen, während der Schluckbewegungen ausgeführt werden, damit er aufhört. Versuchen Sie, während des Hustens langsam durch die Nase einzuatmen, wobei der Bauch nach vorn geht. Das Ausatmen geschieht langsam, eingeteilt in kleine Portionen. Beim Hustenstoß selbst ziehen Sie den Bauch ein, halten den Mund geschlossen und die Lippen zusammengepresst. Sie können sich auch mit Hand und Taschentuch den Mund zuhalten, um den Husten weiter zu unterbinden.

Das Atemtraining mit Widerstand beim Ausatmen heißt »Atmen mit exspiratorischem Widerstand«. Es verbessert Ventilation und Blutfluss in der Lunge und verringert die Hyperventilation. Es wird erfolgreich in die medikamentöse Therapie eingebunden, so dass die Einnahmemenge von Präparaten verringert werden kann.

Herz – du willst keine Ruhe haben: Atmen bei Herz-Kreislauferkrankungen

Lunge und Herz, nebeneinander im Brustkorb angeordnet, bilden zusammen das sogenannte Kardio-Respiratorische System (s. Abb. 6). Die Stellung des Zwerchfells beeinflusst die Umgebung des Herzens: je höher sich das Zwerchfell befindet, umso stärker ist der Druck auf das Herz, was zur Behinderung der Herztätigkeit führt. Je niedriger aber das Zwerchfell liegt, desto besser kann die Herzmuskulatur in der Phase der Diastole entspannen.

Herz- und Atemrhythmus sind miteinander verbunden, sie sind zwei Glieder eines Systems! Deshalb wird bei der Atemspende während einer Erste-Hilfe-Leistung von einer indirekten Herzmassage

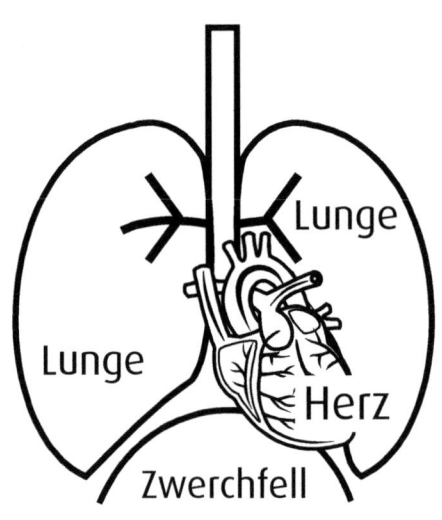

Abb.6: Das Kardio-Respiratiorische System

gesprochen, das Einblasen von Luft und das rhythmische Drücken unterhalb des Brustbeins muss in einem bestimmten richtigen Verhältnis zueinander durchgeführt werden.

Das Pneumobalance Atemtraining optimiert die medikamentöse Behandlung bei Herz-Kreislauf-Erkrankungen **wie Bluthockdruck (Hypertonie), Durchblutungsstörungen und Herzkrankheiten.** Eine positive Wirkung zeigt sich auch bei vegetativer Dystonie und Herzrhythmusstörungen. Es nützt ebenfalls Menschen, denen eine Herzoperation bevorsteht oder die sich in einer Rehabilitationsphase befinden. Die positiven Wirkungen erklären sich durch folgende Faktoren:

- Verbesserung des Kreislaufsystems durch die Zwerchfellatmung
- Verbesserung der Sauerstoffversorgung im Blut
- Beseitigung von Sauerstoffmangel und Durchblutungsstörungen des Herzmuskels
- Regulierung des Herzrhythmus
- Normalisierung des funktionalen Zustandes des vegetativen Nervensystems und des psychoemotionalen Zustands
- Verbesserung des peripheren Blutkreislaufs (Arteriolen und Kapillaren)

In der Kardiologie (Herzheilkunde), als Vorbereitung für eine Herzoperation und zur Rehabilitation, ist eine gesunde Atmung unverzichtbar. Dadurch überstehen die Patienten Narkose und Operation besser und gesunden schneller. Die Verlangsamung der Atmung und die Zwerchfellatmung dienen auch der Behandlung von Herzrhythmusstörungen.

Dr. Dixhoorn[9] aus Holland verglich zwei Gruppen von Herzkranken. Die Patienten der ersten Gruppe wandten die Zwerchfellatmung an, sie hatten anschließend keine Herzanfälle mehr. Die Patienten der zweiten Gruppe lernten die Zwerchfellatmung nicht. Bei den meisten von ihnen wiederholten sich die Herzanfälle nach dem Krankenhausaufenthalt.

Eine ähnliche Studie in einer kardiologischen Station in Minneapolis zeigte, dass alle Herzkranken – 153 Patienten – die Brustatmung statt Zwerchfellatmung anwandten, dreiviertel von ihnen atmeten obendrein durch den Mund statt durch die Nase.

Die Methoden der Gesundatmung normalisieren sowohl einen zu hohen als auch einen zu niedrigen arteriellen Blutdruck. Schon in den 20er Jahren wurde eine Broschüre für innere Medizin in Amerika betitelt *»Behandlung von Hypertonie mit Hilfe von Atemgymnastik«*! Robert Fried[10] bemerkte, dass die Mediziner diese allgemein bekannte physiologische Gesetzmäßigkeit ignorieren: Sie haben »vergessen«, dass die Anwendung der langsamen Zwerchfellatmung der Senkung von erhöhtem Blutdruck dient.

[9] Jan van Dixhoorn, geb. 1948, holländischer Arzt und Atemforscher
[10] Robert Fried, Professor für Psychologie am Hunter College, New York, USA

Nützliche Ratschläge für das Training der Atemtechnik

- **Bei Herz-Kreislauferkrankungen** sollten Sie das Ausatmen mit »Reserve« lernen. Dabei wird die Bauchdecke nicht ganz nach innen gezogen, denn je weiter sie eingezogen wird, desto höher wird das Zwerchfell gedrückt, was die Herztätigkeit erschwert. Beim Ausatmen sollten am Ende noch 10 bis 20 % des Ausatemvolumens in der Lunge verbleiben. Sie sollten auch schnelle kraftvolle Atembewegungen vermeiden, da durch stoßartige Bauchbewegungen sehr schnelle Schwankungen des arteriellen und venösen Blutdrucks verursacht werden können – das ist unerwünscht. Erlernen Sie fließende Atembewegungen mit einer ruhigen, langsamen, weichen Technik des Ein- und Ausatmens. Bei schwerem Krankheitsverlauf sollten Sie das Augenmerk nicht auf die Verlängerung des Atemzyklus legen, sondern langsam und regelmäßig die Trainingsdauer verlängern.

- Bei **Bradykardie** (verlangsamter Puls, 54 Schläge pro Minute und weniger) sollten Sie den Puls nach dem Aufwachen messen.

- Bei **Herzrhythmusstörungen** nach einem Herzinfarkt sollten Sie alle 2 bis 3 Monate ein EKG durchführen, bei komplizierten Formen von Stenokardie und von Hypertonie ist ein EKG alle 4 bis 6 Monate anzuraten.

- Bedenklich ist ein **Puls unter 50 Schlägen pro Minute,** besonders bei auffälligen EKG-Werten. Dann müssen Sie Blutdruck und Puls nach dem Atemtraining kontrollieren. Wenn Sie die Atemübungen nach den für Sie passenden Regeln durchgeführt haben und bis 20 % Abweichung nach unten feststellen, oder wenn die Werte bis 15 % gestiegen sind, ist diese Abweichung als unbedeutende Erhöhung der normale Belastung und als Anpassungsfähigkeit des Organismus zu betrachten, vorausgesetzt, die Ausgangswerte sind nach 60 Minuten wieder hergestellt.

- Wenn Sie nach dem Atemtraining Beschwerden haben z.B. Schwindel oder Kopfschmerzen, und sich eine dauerhafte **Erhöhung des arteriellen Blutdrucks und des Pulses** zeigt, trainieren Sie in einem stressbelasteten Muster. Ähnliche Reaktionen sind emotional auch bei Klimaveränderungen spürbar. In diesem Fall sollten Sie 2 bis 3 Tage Pause einlegen bis zur Wiederaufnahme des Trainings und seine Dauer auf ein Drittel oder die Hälfte verringern. Bei einer hypertonischen Krise sollten Sie ebenfalls eine Trainingspause für 7 bis 10 Tage einlegen.

- In einer **Rehabilitationsphase** können Sie zweimal täglich üben, für abends empfehlen wir die Hauptübung und morgens die zusätzliche Übung, morgens halb so lang wie abends. Beachten Sie bitte, dass subjektive Verbesserungen des Zustands schon früher auftreten können als es die EKG-Werte und andere Analysewerte zeigen. Verringern Sie die Medikamentendosis aber erst nach Konsultation des behandelnden Arztes.

Interessantes am Rande: Frauen- und Männerherzen

Das Herz einer Frau ist belastbarer als das eines Mannes. Ihr Herz wiegt bis zu 15 % weniger, schlägt 12 % öfter und verbraucht fast 30 % Sauerstoff weniger. Im Alter bis 40 Jahre haben Frauen 20mal weniger Herzinfarkte als Männer – die weiblichen Geschlechtshormone schützen das zarte weibliche Herz.

Du hast geatmet – die Nerven sind in Ordnung: Atmung bei Erkrankungen des Nervensystems

»Wie ich atme, so lebe ich auch«   (Christine Kranz)

Das Leben ist wunderschön wenn man sich frei und energiegeladen fühlt. Wie oft klagen wir aber über die »Nerven«, über schlechten Schlaf, schwaches Gedächtnis und miese Laune. Die Ärzte sagen: »Stress, chronisches Müdigkeitssyndrom, Asthenie«. Der Eine nimmt Schlafmittel, der Andere Stimulantien, wieder ein Anderer beruhigt sich mit Zigaretten oder Alkohol. Als Psychiater mit Schwerpunkt »Gesunde Atmung« beobachtete ich in meiner Praxis vom ersten Tag an die Veränderungen des Nervensystems meiner Patienten. Ich freute mich, dass sich als Resultat der Atemübungen bei ihnen der Schlaf, die Stimmung und das Gedächtnis verbesserten, da solche Effekte noch nie in der medizinischen Literatur beschrieben worden waren. Deswegen nehmen meine Beobachtungen in diesem Bereich einen großen Raum ein. Mein Studium der Fachliteratur zeigt, dass die heilenden Effekte des Atmens wissenschaftlich begründbar sind.

Das Atemzentrum befindet sich in der Tiefe unseres Gehirns

Das Atemzentrum hat direkte Verbindungen zu jedem anderen Gehirnzentrum. Diese Zentren beeinflussen den spezifischen Zustand – den Tonus – des Nervensystems, die Aktivität des Organismus und regulieren das ganze Hormonsystem und den Stoffwechsel, den Metabolismus.

Während der Einatmung regt der Sympathikus, während der Ausatmung der Parasympathikus das vegetative Nervensystem an. So können wir durch die Atmung das Nervensystem positiv beeinflussen, die Funktionen der inneren Organe regulieren und bei vegetativer Dystonie das funktionale Gleichgewicht des Nervensystems wieder herstellen.

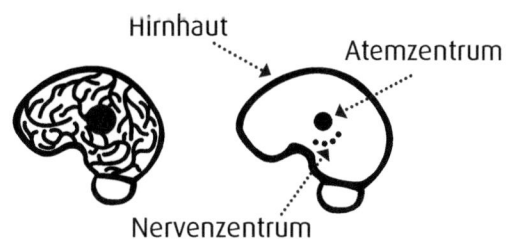

Abb.7: Das Atemzentrum im Gehirn

Atemübungen mit **aktiver Einatmung** und einer Atempause aktivieren überwiegend den **Sympathikus**. Dieser Teil des Nervensystems kräftigt und beschleunigt den Herzschlag, erhöht den arteriellen Blutdruck und die Darmperistaltik, verringert die Magensaftsekretion und die Sekretion der Bauchspeicheldrüse und verstärkt die Erweiterung der Bronchien und Bronchiolen.

Atemübungen mit **verlängerter Ausatmungszeit** und mit einer Pause nach dem Ausatmen verstärken dagegen vor allem den **Parasympathikus**, der die Herzfrequenz verlangsamt und den Blutdruck senkt, die Sekretion und die motorischen Funktionen des Magen-Darmsystems beschleunigt sowie die glatte Muskulatur der Bronchien und Bronchiolen trainiert.

Eine Verlängerung der Einatmungsphase steigert also die Aktivität des Nervensystems, während es durch langes und ruhiges Ausatmen sowie durch Atmen mit Pausen beruhigt und ins Gleichgewicht gebracht wird.

Das Atemzentrum ist auch direkt mit dem motorischen Zentrum des Gehirns in der Hirnrinde verbunden. Deshalb beeinflussen Bewegungen die Atmung und die Atmung den Tonus der Muskulatur. Viele Entspannungsmethoden funktionieren durch eine verlangsamte Atmung.

Unser Gehirn benötigt im Ruhezustand 20 %, bei intellektueller Arbeit 25 % des Sauerstoffs. Es reagiert sehr empfindlich auf Veränderungen des Atemrhythmus, des Gasaustausches und der Blutzirkulation. Deshalb stellen wir bei gesundem Atmen Verbesserungen des Schlafs, des Gedächtnisses, der Stimmung, der intellektuellen Arbeitsfähigkeit usw. fest. All diese positiven Effekte in den Neuronen und Nervenzellen und in der Energetik des Gehirns sind das Ergebnis der Verbesserung der Atmung.

Das Atmen ist ein rhythmischer Prozess, was in einem Enzephalogramm gezeigt werden kann.

Bei schnellerer Atmung zeigt das Enzephalogramm mehr Ausschläge. Deshalb wird die Hyperventilationsprobe zur Diagnostik bei Epilepsie und Spastik eingesetzt. Bei einem sehr ruhigen Atemrhythmus verlangsamt sich die Rhythmik des Gehirns, das Nervensystem beruhigt sich. Auch in der westlichen Tradition gibt es Übungen, die durch ruhiges Atmen einen besonderen »Ruhezustand« hervorrufen – so zeigt sich der Zusammenhang zwischen Atemrhythmus, dem Rhythmus des Gehirns und dem gesamten Organismus. Sie beeinflussen sich gegenseitig. Dass unser Gehirn durch eine Gehirnhülle, die Hirnhaut, ummantelt und geschützt ist wie ein Baby in Windeln, zeigt die besondere Bedeutung dieses Organs.

Im Innern des Schädels »schwimmt« das Gehirn im Gehirnwasser, dem Liquor. Das Gehirn nimmt 80 % des Volumens ein, Blut 12 % und Liquor 8 %. Eine erhöhte Bildung von Liquor führt zur Erhöhung des Drucks im Schädel. Nach Forschungen von

M.A. Baron[11] bewirkt optimales Atmen eine optimale Bewegung des Blutes und des Liquors im Inneren des Schädels. Beim Einatmen fließt Blut aus dem Schädel ab, das Gehirn »setzt sich etwas ab«, so dass mehr Platz entsteht und Gehirnwasser dorthin strömen kann. Beim Ausatmen füllen sich die Blutgefäße, das Volumen des Gehirns vergrößert sich und die Gehirnflüssigkeit wird aus dem Zwischenraum verdrängt. So trägt die Atmung zur Verbesserung des Blutzirkulation und der Liquordynamik im Gehirn bei.

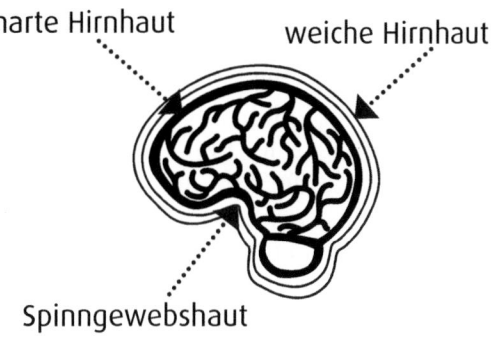

Abb.8: Die Hüllen des Gehirns

Mein Kollege aus Amerika, Guy Hendricks[12], ein bekannter Spezialist auf dem Gebiet der gesunden Atmung, weist darauf hin, dass es außer dem Atemrhythmus und dem Herzrhythmus *»einen ganz besonderen Rhythmus gibt, den Rhythmus des Liquors, der im Bereich Gehirn und Rückenmark strömt und* **Craniosacraler Puls** *genannt wird. Dieser Strom pulsiert und strömt vom Schädel bis zum Kreuzbein. Jeder Zyklus braucht zur Ausweitung und zum Zusammenziehen jeweils 3 bis 4 Sekunden.«* Er rät: *»Führen Sie die Zungenspitze an den Gaumen und drücken Sie sie dann an die Kuppel des Gaumens. Sie werden merken, dass sich die Kuppel in ständiger Bewegung befindet. Sie wird etwas flacher alle 3 bis 4 Sekunden und rundet sich wieder ab nach weiteren 3 bis 4 Sekunden. Diese Bewegung ist direkt verbunden mit dem Craniosacralen Puls.«*

Schutz vor Stress

Forschungen von Physiologen und Neurologen zeigen, dass die Atmung auf Stresssituationen einen großen Einfluss hat. Die Erregung der Nerven während einer Stresssituation wird zum Atemzentrum geleitet, der Atem wird angeregt und es entsteht Hyperventilation. Nicht zufällig sprechen wir von einer »hektischen Atmung«.

In der Inneren Medizin, bei Psychologen und Psychiatern wird der Hyperventilation viel Aufmerksamkeit geschenkt. Sie begleitet Asthma, Bluthochdruck und neurologische Erkrankungen und beeinflußt den Krankheitsverlauf. Hyperventilation kann als eine verdeckte Atemerkrankung betrachtet werden so wie Bronchialasthma und vegetative Dystonie und kann auch bei Sportlern während des Wettbewerbs, bei Fallschirmspringern während des Sprunges und sogar bei erfahrenen Piloten während des Fluges auftreten. Chronisch wirkender Stress wird durch Hyperventilation

[11] M.A. Baron, Psychologe
[12] Guy Hendricks, *1945, amerikanischer Psychologe, Autor und Atemtherapeut

hervorgerufen, die wiederum Stress erzeugt – ein Teufelskreis entsteht. Stress ruft Störungen im Gehirn und bei der Atmung hervor, es entstehen sowohl Hyperventilation als auch Hypokapnie (Senkung des Kohlendioxids im Blut). Dies führt zur Verengung der Gefäße, auch im Gehirn, und in der Folge zu weiteren Gehirnstörungen. Der Erfolg einer Behandlung einer Neurohyperventilation geht oft einher mit einer Korrektur der Atmung durch aktive Teilnahme des Patienten. So schreibt Guy Hendricks, dass richtiges Atmen die Anspannung aus dem Körper »wischt« und das Stressniveau senkt. Die Erfahrungen in dem Pneumobalance Atemtraining zeigen, dass die Atmung sich dem klinischen Befund entsprechend optimal anpassen lässt – z.B. bei Neurosen, Depressionen, Stressstörungen – und dass so auf natürliche Weise die normale Ventilation, der Gasaustausch und der Zustand des Nervensystems wieder hergestellt werden.

Wie Sie atmen, so sprechen und singen Sie

Atmung und Sprache gehören zusammen. Emanuel von Swedenborg[13] schrieb sinngemäß: *»Die Atemweise eines Menschen entspricht seinen Gedanken, entsprechend ist seine Sprechweise. Ein Mensch kann nicht denken, ohne dass die Lungentätigkeit sich darauf einstellt. Deswegen ist bei einem geheimen Gedanken die Atmung ruhig. Ist ein Gedanke tief verborgen, so atmet man auch tief. ... Jeder kann aus eigener Erfahrung sagen, dass die Worte als Ausdruck unserer Gedanken mit der Atmung eine Einheit bilden.«* Die Fähigkeit zur Atemregulierung und zur Bildung einer guten Atemreserve ist besonders wichtig für Menschen aus Berufen mit hohen Sprechanteilen und für Menschen mit Sprachstörungen.

Menschen, die beruflich viel sprechen müssen, leiden 6 bis 12 mal häufiger unter Erkrankungen des Sprechapparates und psychosomatischen Erkrankungen als diejenigen, die solche Belastungen beruflich nicht haben. Zu dieser Risikogruppe gehören Pfarrer, Pastoren, Logopäden und Pädagogen. Die Sprache eines Logopäden ist für uns vorbildlich. Sprachtests zeigten aber, dass sich die Atmung verändert und der Puls auf bis zu 120 Schlägen pro Minute steigt, sobald die Sprechbelastung auftritt. Sie atmen meist mit 22 bis 26 Atemzügen pro Minute, während des Sprechens ist die Atmung gestört und verliert ihre Rhythmik. Der physiologische Preis der Sprache ist sehr hoch – es besteht ein erhöhtes Risiko von psychoemotionalen Störungen, Erkrankungen der Sprechorgane, Hypertonie und Geschwüren. Hier muss vor allem die Atmung verlangsamt werden durch die Verlängerung der Ausatmungsdauer. Bei diesen Übungen werden die Automatismen zur Artikulation und Stimmbildung trainiert und so die psychoemotionalen und muskulären Verspannungen verringert. Schon nach 5 Pneumobalance-Sitzungen zeigt sich ein anderer Atemtyp mit 4 bis 8 Atemzügen pro Minute mit zufriedenstellend verlangsamter Ausatmung.

[13] Emanuel von Swedenborg, 1688 bis 1772, schwedischer Wissenschaftler, Mystiker und Theologe

Aus meiner Arbeit kenne ich die Bedeutung der Atemkontrolle, wenn ich 6 bis 8 Stunden laut und deutlich sprechen muss. Ich freue mich deshalb wenn ich sehe, dass sich Menschen, die Jahrzehnte unter einer Sprachstörung gelitten haben, durch Atemtraining von ihren neurotischen Problemen und Sprachstörungen befreien können.

Schnarchen Sie leiser!

Wenn Sie einmal das »Glück« hatten, die Nacht in einem Zimmer oder in einem Schlafwagenabteil mit einem Schnarcher zu verbringen, dann kennen Sie die Problematik. Manche Menschen meinen, dass das Schnarchen nur eine organische Besonderheit bei einem »großen« Menschen sei. Sie verbinden es mit guter Gesundheit und gutem Schlaf. Unter nächtlichem Schnarchen leiden 60 % der Männer mittleren Alters, auch bei den Frauen kommt dieses Problem häufig im mittleren Alter vor. Schnarchen ist aber eine krankmachende Atemweise. Lang anhaltende Aussetzer führen zu Sauerstoffmangel (Hypoxie), es werden zyklische Schwankungen des Herzrhythmus, Bluthochdruck und die Ausschüttung von Stresshormonen beobachtet. Schlafstörungen und entsprechende Störungen des ganzen Organismus sind die Folge.

Bei gesundem Schlaf regeneriert sich der Körper, seine Zellen erneuern sich. Bei Schnarchern aber spielt sich ein Kampf ums Überleben unter Stressbedingungen ab. Durch ausgeprägten Sauerstoffmangel und Hypokapnie (geringen Kohlendioxidgehalt) können Herz und Kreislaufsystem nicht richtig arbeiten, so dass mit der Zeit Herzinfarkt und Schlaganfall drohen. Auch manche wichtige biologisch aktive Hormone, z.B. das männliche Geschlechtshormon Testosteron und das Wachstumshormon, das für die Verwertung der Fettreserven verantwortlich ist, können nur nachts im Tiefschlaf gebildet werden. Die meisten Schnarchpatienten leiden deshalb auch an Übergewicht oder Fettleibigkeit. Übergewicht ist aber einer der wichtigsten Gründe für die Entwicklung einer falschen Atmung, eine Gewichtsreduzierung um 10 % führt oft zu einer Reduktion der Atembeschwerden um 50 %. Bei Menschen, die wegen des Schnarchens ständig unausgeschlafen sind, können Stoffwechsel-störungen auftreten, endokrine Funktionen verändern sich, der Alterungsprozess wird beschleunigt, der Insulinspiegel kann sich bis zu 30 % senken. Bei Schnarchern steigt in der zweiten Tageshälfte die Produktion des Stresshormons Cortisol an.

Schnarchen wird meist begleitet von Apnoe, einem plötzlichen Aussetzen der Atmung im Schlaf. Schlafapnoe muss als ernstes medizinisches Problem angesehen werden. Sie gilt als krankhaft, wenn Atemaussetzer länger als 10 Sekunden dauern, wenn sie öfter als 5 mal pro Stunde oder 30 mal während des ganzen Schlafs auftreten. Apnoe ist eine nächtliche Todesursache, sogar bei noch gesunden Menschen.

Als normal werden bis zu fünf Aussetzer pro Nacht angesehen, bei Schnarchern werden 10 und mehr festgestellt – dadurch erhöht sich das Risiko einer Störung der Atemregulation, von Atemstillstand und Tod. Nächtliche Apnoe hinterlässt im Organismus immer eine Spur! Der Schlaf ist nicht tief und erfrischend, sondern oberflächlich, so entsteht der Wunsch zu schlafen selbst in unpassenden Momenten und unpassender Umgebung, sogar beim Autofahren. Mit Schlafstörungen beschäftigen sich selbst Raumfahrtzentren. Für den erfolgreichen Kampf gegen Apnoe und ihre Folgen müssen Bronchien und Lunge trainiert und vor dem Schlafengehen das Pneumobalance Atemtraining durchgeführt werden.

Interessantes am Rande: Die Atmung der Delphine im Schlaf

Eines der Geheimnisse der Delphine ist ihre Atmung. Die Wissenschaftler fanden bei ihnen eine einzigartige Besonderheit: Ihre Gehirnhälften »schlafen« nacheinander! Dabei ist die Atmung immer unter Kontrolle, denn die wache Hälfte kontrolliert, dass rechtzeitig ein Einatmen erfolgt. Wenn der Delphin sehr tief schläft, wird eine »Atemautomatik« eingeschaltet: er macht rhythmische Bewegungen mit der Schwanzflosse im Atemrhythmus. So kann er seine Körperlage so halten, dass seine Atemöffnung immer über der Wasseroberfläche ist. Solange sich eine Gehirnhälfte erholt, ist die zweite Gehirnhälfte wachsam und gibt dem Delphin Orientierung im Wasser. In diesem Halbschlaf kann er sich 6 bis 7 Stunden befinden und ist sogar fähig zu jagen! Neugeborene Delphine schlafen im ersten Lebensmonat gar nicht!

Atmen gegen »schlechte Gewohnheiten«

Die schädlichen Wirkungen des Rauchens auf die Atmung sind bekannt. Auch über die Wirkungen des Alkoholkonsums ist zur Genüge publiziert worden: Alkoholmissbrauch verschlechtert Ventilation und Gasaustausch, bewirkt Hyperventilation und senkt damit den Kohlendioxidgehalt im Blut, so dass sich die Gewebeatmung verschlechtert. Alkohol wirkt toxisch auf das Gehirn, auf das Lungengewebe, auf die kapillare Blutversorgung und auf Stoffwechselprozesse. Nach meinen Erfahrungen mit alkoholkranken Menschen verbessert das Erlernen einer gesunden Atmung den Erfolg einer Entwöhnung und ergänzt eine biologische und psychologische Therapie. Auch bei der Raucherentwöhnung sind vergleichbare Erfolge zu verzeichnen.

Die Patienten bemerken erstaunt, dass das »neue Atmen« nicht nur ihre Nerven beruhigt, sondern dass auch das Verlangen nach Alkohol nachlässt und verschwindet. So wird ihr Alkoholkonsum geringer, ihr Organismus reagiert sensibler, Geschmack und Aromaempfinden verbessern sich, so dass sie z.B. den Genuss leichter Weine bevorzugen.

Sicher hilft ein durch die »neue Atmung« verbessertes Nervensystem auch bei neuen Formen des Suchtverhaltens wie Computer- und Spielsucht. Die gesunde Atmung bei Suchtpatienten hilft den psychoemotionalen Zustand zu stabilisieren und einem Rückfall vorzubeugen, wenn der Patient das Atemtraining zu Hause weiterführt.

Atmen und Selbstregulation

In der Sowjetunion war die Psychiatrie das einzige medizinische Gebiet, in dem eine Behandlung ohne Arzneimittel durchgeführt werden konnte. Hypnose – mit der die Atmung beruhigt und verlangsamt werden kann – und Autogenes Training – eine Übung zur Selbstregulierung des Nervensystems und des Organismus – waren erlaubt. Bei diesen Methoden wird die Aufmerksamkeit auf die Atmung gelenkt und durch die Verlangsamung des Atmens eine Entspannung der Muskulatur erreicht. So führt Pneumobalance Atemtraining am Abend zur Entspannung der Muskulatur und fördert das Einschlafen. Die langen Ausatemphasen erleichtern auch das Erlernen des Autogenen Trainings und der Selbsthypnose.

Christine Kranz vergleicht das Atemdiagramm eines Menschen mit seinem psychischen Zustand und seiner psychologischen Charakteristik. Sie bemerkt, dass *»die Merkmale unseres Atmens verborgene Problembereiche zeigen, die wir in unserem Leben ignorieren. Ausgeglichenes Atmen ist eine Bedingung für ein ausgeglichenes ruhiges Leben.«*

Resümee zum Thema Atmung und Nerven

Durch eine gesunde Atmung verbessern sich die Sauerstoffzufuhr zu den Neuronen und die Blutversorgung des Gehirns. Die Zellatmung der Neuronen und damit die Gehirn- und Nerventätigkeit normalisieren sich, das funktionale Gleichgewicht des Nervensystems wird wieder hergestellt, der Fluss des Liquors verbessert sich.

Eine gesunde Atmung aktiviert die großen Reserven unseres Gehirns und Nervensystems. Sie verbessert Schlaf, Konzentrationsfähigkeit, Gedächtnisleistung und Stimmung sowie pathologische Schlafstörungen, Asthenie, neurotische Zustände und Depressionen, und mindert Überempfindlichkeiten gegen Schmerzen und Abhängigkeiten von Suchtstoffen wie Nikotin, Alkohol u.a.

Gesunde Atmung sollte einbezogen werden in Therapie- und Rehabilitationskonzepte für traumatisierte Kranke (z.B. nach Krieg und Unfällen) und Patienten mit Schlaganfall, Schädeltrauma, Gefäßerkrankungen des Gehirns und nach neurochirurgischen Operationen. Sie verbessert wesentlich den Gesundheitszustand und die Lebensqualität bewegungseingeschränkter Menschen beispielsweise mit Wirbelsäulen-, Rückenmarks- oder Schädel-Hirntrauma, mit Multipler Sklerose, Myasthenie oder nach neurochirurgischen Operationen. Die Atemübungen steigern die Lebensqualität des Patienten, erleichtern seine Pflege und stimulieren die Wiederherstellung des Nervensystems sogar bei schwersten Formen dieser und ähnlicher Erkrankungen.

Nützliche Ratschläge

Da sich bei Erkrankungen des Nervensystems die Empfindlichkeit erhöht, sollten Sie bei Nervenerkrankungen das Pneumobalance Atemtraining nach einem erleichterten, nicht anstrengenden Muster durchführen: Atmen Sie durch die Nase ein, durch den ATMFro aus und verlängern Sie die Ausatemdauer um eine Sekunde pro Woche. So verbessern sich in der Regel der Schlaf und der allgemeine Zustand. Sie sollten mindestens einen Monat auf diese Weise trainieren, um dann das Training im Grundmuster weiter zu führen. Wenn Sie sich beim Pneumobalance Atemtraining anstrengen, entsteht Stress durch eine Übererregung im Nervensystem, so dass der Schlaf verschlechtert wird und Nervosität und Unruhe entstehen.

Bei Rauchern verbessert sich durch das Pneumobalance Atemtraining der Zustand von Lunge und Nervensystem, es verringert sich nach und nach das Verlangen zu rauchen. Eine halbe Stunde vor und nach dem Atemtraining sollte nicht geraucht werden.

Bei erhöhtem Alkoholkonsum sollte an einem Tag, an dem viel Alkohol konsumiert wurde, das Training ausgesetzt und am folgenden Tag nicht erschwert werden, d.h. Wassermenge, Dauer des Atemzyklus und Übungsdauer sollten gleich bleiben.

Für Vielsprecher ist es nützlich, sich ein Atemmuster einzuprägen. Gewöhnen Sie sich an, während des Sprechens durch die Nase und mit dem Zwerchfell einzuatmen und sprechen Sie, während Sie langsam ausatmen.

Eine Medikamenteneinnahme sollten Sie nur sehr langsam, nach deutlichen Verbesserungen der Erkrankung und nach Rücksprache mit dem behandelnden Arzt, verringern.

Freie Atmung – Freie Bewegung:
Atmen bei Erkrankungen des Bewegungsapparates.

Bei Erkrankungen des Bewegungsapparates verbessert das Pneumobalance Atemtraining die Blutversorgung der Muskulatur, der Gelenke, des Knorpelgewebes und der Gelenkkapseln. Es entspannt die Rumpfmuskulatur, mildert Überanstrengung und vermeidet Krämpfe. Das Training sollte in einer angenehmen Körperhaltung durchgeführt werden, auf dem Rücken oder auf der Seite liegend oder im Sitzen durch Kissen im Rücken und Nacken unterstützt. Das Atemtraining hilft auch bei akutem Hexenschuss. Der Patient erholt sich schneller und benötigt weniger schmerzstillende Medikamente. Blandine Calais-Germain[14] empfiehlt hierzu spezielle Atemübungen, die dazu dienen, dass »der Rumpf in eine fließende Bewegung gebracht wird, wodurch er insgesamt beweglicher wird.«

Die Zellatmung –
Gib die Energie den Hormonen!

In unserem Organismus gibt es kein spezielles Organ, keinen »Akkumulator« und kein »Kraftwerk«, das für die Energieversorgung zuständig ist. Unsere Zellen erhalten die benötigte Energie durch die Mitochondrien, die als »Miniaturkraftwerke« oder »Elektrogeneratoren« im Zellinneren diese mit der benötigten Energie versorgen. Man kann sie mit Öfen in einem Haus vergleichen (s. Abb. 11). Nahrungsmoleküle (»Holz«) oxidieren in den Mitochondrien (»brennen im Ofen«), wobei Sauerstoff verbraucht wird und Energie (»Wärme«) entsteht. Der Sauerstoff aus der Luft gelangt auf einem langen Weg von den Lungenalveolen durch Arterien, Arteriolen und Kapillaren in die Interzellularflüssigkeit und kommt so schließlich in das Innere der Zelle, um dort die Oxidation von Kohlenhydraten, Proteinen und Fettsäuren zu ermöglichen.

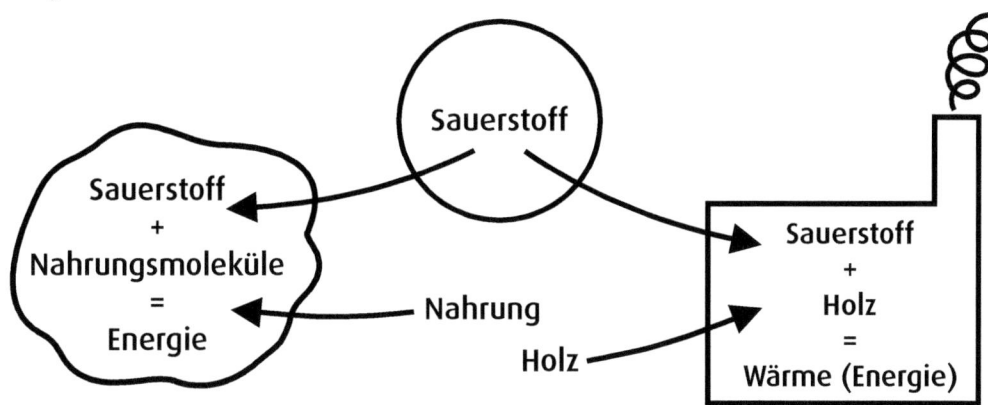

Abb.10: Die Energieerzeugung in einer Zelle (links) und einem Ofen (rechts)

Interessantes am Rande: Die Energieversorgung der Erythrozyten

Rote Blutkörperchen – Erythrozyten – transportieren Sauerstoff innerhalb der Blutgefäße, nutzen ihn aber selbst nicht. Da sie keine Mitochondrien haben, bekommen sie ihre Energie aus Milchsäuregärung, bei der Glukose ohne Sauerstoff gespalten wird.

[14] Blandine Calais-Germain, Französische Tänzerin, Choreographin, Anatomin, Autorin des Buches »Anatomie der Bewegung« u.a.

Der Atmungsprozess in den Mitochondrien besteht aus mehreren aufeinander abgestimmten Prozessen der Oxidation und Reduktion. Dabei werden Wasserstoff und Elektronen mithilfe von speziellen Molekülen (Fermenten) auf den Sauerstoff übertragen. Jedes Molekül Sauerstoff bindet 2 Elektronen und 2 Protonen. Somit entsteht ein Wassermolekül.

Diese chemische Reaktion kann man folgendermaßen darstellen:

$$O_2 + 4e^- + 4H^+ => 2\ H_2O.$$

In diesem Prozess der Gewebeatmung entstehen täglich ca. 400 ml metabolisches Wasser.

Als Resultat dieser chemischen Reaktion wird aus Adenosin-Mono-Phosphat (AMP) Adenosin-Tri-Phosphat (ATP) aufgebaut, ein universeller Speicher biologischer Energie. Diese ATP-Moleküle bilden sich ununterbrochen durch die Gewebeatmung und sie werden ebenso ununterbrochen für die Energiebereitstellung in der Zelle verbraucht (z.B. zur Muskelarbeit, für die Kontraktion der Muskelfasern). Deswegen existiert ein Molekül ATP nicht länger als eine Minute. In 24 Stunden werden ungefähr 62 kg Adenosin-Tri-Phosphat gebildet und verbraucht, aber jede Minute befinden sich davon nur 20 bis 30 g im Körper. Jedes Molekül ATP baut sich bis zu 2500 Mal in 24 Stunden auf und ab, so dass es in der Zelle praktisch keine ATP-Reserve gibt. Durch eine spezielle Atemkontrolle in der Zelle zur Regulation der ATP-Menge wird die Geschwindigkeit der Atemprozesse in der Zelle angeglichen und die Aktivität der Oxidationsreaktion mit Bildung und Spaltung von ATP gesteuert.

Um die Energieversorgung einer Zelle zu sichern, können die Mitochondrien je nach Situation auf verschiedene Arbeitszustände umschalten. Es werden 5 metabolische Zustände der Zelle unterschieden. Ein Zustand heißt z.B. MS3, der dritte Arbeitszustand unseres zellinneren »Kraftwerks« Er bedeutet die optimale Aktivität der Zelle. In diesem Zustand erreichen die Mitochondrien alle nötigen Moleküle (»Holz«) und Sauerstoff, es wird viel Energie produziert, die die Zelle für die optimale Ausführung ihrer Funktionen braucht. Im Zustand MS4 werden Atemprozess und Energiebildung nach einem minimalen und ökonomischen Muster ausgeführt. Dies ist der Zustand der Ruhe. MS5 ist ein kritischer Zustand, der sich dann einstellt, wenn in der Zelle nicht genügend Sauerstoff vorhanden ist.

Der Einfluss der Atemübungen auf die Energetik des Organismus, auf seine Aura und auf sein bioenergetisches Feld wird hervorragend illustriert durch die Forschungen mit der Gas-Entladungs-Visualisierungstechnik von Prof. Konstantin Korotkov[15], die auf dem Kirlian-Effekt beruht. Ich habe wiederholt an Forschungen in Novosibirsk, Moskau und St. Petersburg teilgenommen und konnte beobachten, wie empfindlich und schnell die Aura eines Menschen auf Atemübungen und auf die Veränderung der Atmung reagiert.

---

[15] Konstantin Korotkov, geb. 1952, Professor für Computerwissenschaften und Biophysik an der Universität St. Petersburg, entwickelte die Gas-Entladungs-Visualisierungstechnik

Nutzen und Schaden des Sauerstoffs – eine wichtige Frage!

Sicher haben auch Sie gelernt, dass Sie mehr atmen sollten um mehr Sauerstoff zu bekommen. Ist dies richtig? Nein. Die Behauptung, eine Sättigung mit Sauerstoff sei notwendig, ist falsch. Sauerstoff ist ein lebenswichtiges, aber heimtückisches Element! Er ist ein Oxidationsmittel und wird nur in minimaler Menge gebraucht, um in den Mitochondrien Nahrungsmoleküle zu oxidieren. Sauerstoff kann aber sehr gefährlich werden, wenn er sich in das Gegenteil eines »Lebensspenders« verwandelt und eine Bedrohung für Leben und Gesundheit darstellt. Dies ist das Sauerstoff-Paradoxon, das in den besonderen Eigenschaften dieses Elements begründet ist. Den Atomkern des Sauerstoffs umkreisen 8 Elektronen, davon sind 6 aktiv und zu 3 Elektronenpaaren verbunden. Ein Sauerstoffatom ist stets bestrebt, noch zwei weitere Elektronen zu erhalten, es ist ein »freies Radikal«. Zwei dieser Sauerstoffatome verbinden sich zum Sauerstoffmolekül O_2. Verliert dieses ein Elektron, wird es ebenfalls zu einem »freien Radikal«.

Freie Radikale sind besonders aktive Moleküle. Sie zirkulieren im Organismus mit hoher Bereitschaft an chemischen Reaktionen teilzunehmen. Sie streben danach, ihre normale Elektronenzahl wieder herzustellen, und »stehlen« ein Elektron von einem anderen Molekül. Damit wird eine Kettenreaktion ausgelöst, weil die Moleküle, von denen »gestohlen« wurde, selbst zu »freien Radikalen« werden. So werden Zellmembranen, Organe und Gewebe geschädigt.

Trotz der Schutzmaßnahmen unseres Organismus bedrohen bis zu 2 % dieser gefährlichen Moleküle unsere Gesundheit, besonders wenn wir leichtsinnig mit ihr umgehen. Unsere schlechten Gewohnheiten wie Rauchen und Alkohol, Mikrowellen- und ionisierende Strahlung usw. tragen dazu bei, dass sich der nützliche Sauerstoff in freie Radikale verwandelt. Im Organismus entwickelt sich oxidativer Stress, der ursächlich an der Entstehung verschiedener Erkrankungen beteiligt ist: Herzinfarkt, Krebs, Katarakt, Arteriosklerose und zahlreiche andere Krankheiten und Beschwerden werden durch oxidativen Stress hervorgerufen oder begünstigt.

Im Kampf gegen freie Radikale hilft uns Kohlendioxid (CO_2), das sich in der Zelle bei der Zellatmung bildet. Russische Wissenschaftler[16] haben eines der Rätsel der Evolution gelöst. Sie zeigten, dass CO_2 die Entstehung von freien Radikalen besonders gut unterdrücken kann, indem es die Bildung von Sauerstoffradikalen hemmt und damit die Zellen vor Zerstörung schützt. Diese Fähigkeiten wirken sogar bei normaler Kohlendioxid-Konzentration des Blutes.

Wegen der Gefährlichkeit eines Überschusses an Sauerstoff ist der Transport der Gase Sauerstoff und Kohlendioxid im Organismus so geregelt, dass in der Zelle nur eine minimale Konzentration an Sauerstoff vorliegt und gleichzeitig eine ausreichende Menge an Kohlendioxid vorhanden ist.

---

[16] Kogan A. Kh., Grachev S.V., Eliseeva S.V., Bolevich S.L: Ability of carbon dioxide to inhibit generation of superoxide anion radical in cells and its biomedical role, Voprosy meditsinskoi khimii 1996 Jul-Sep;42(3):193-202

Tabelle 1: Gehalt und Partialdruck von Sauerstoff und Kohlendioxid

Milieu	Sauerstoff (mm Quecksilbersäule)	Kohlendioxid (mm Quecksilbersäule)
Eingeatmete Luft	159	0,2
Ausgeatmete Luft	121	34
Alveolare Luft	100	40
Arterielles Blut	100/96	40
Venöses Blut	40	46
Gewebe	10-15	60
In der Zelle	0,1-1	70

Interessantes am Rande: Das Phänomen Pinguin

Meeresbiologen vom Scripps Research Institute[17] haben die besondere Fähigkeit der Kaiserpinguine geklärt, wie sie länger als 20 Minuten unter Wasser schwimmen können. Die Pinguine erreichen die Wasseroberfläche mit einem minimalen Sauerstoffgehalt im Blut. Er ist so niedrig, dass andere Säugetiere schon längst das Bewusstsein verloren hätten. Der besondere Bau ihrer Hämoglobin-Moleküle erlaubt es, auch bei diesen niedrigen Werten noch den Sauerstoff zu binden. Deswegen können sie den Sauerstoff, der als Reserve in der Lunge ist, bis zu 100 % nutzen.

Für die optimale Arbeit unserer Zelle ist die Balance zwischen Sauerstoff und Kohlendioxid besonders wichtig. Diese Balance kann durch das Pneumobalance Atemtraining erreicht werden, mit dem unser Körper darauf trainiert wird, sich auf periodische Schwankungen von Sauerstoff und Kohlendioxid einzustellen.

Unsere Erfahrungen zeigen, dass damit auch hormonelle Unstimmigkeiten in den Wechseljahren bedeutend verbessert werden können, bei Frauen wie auch bei Männern.

Das Atemtraining ist ebenso für Diabetiker wichtig, da Diabetes zu einer schlechteren Blutversorgung und zu einer Unterversorgung des Gewebes mit Sauerstoff führt. Es verbessert den Blutfluss in den Kapillaren und die Sauerstoffzufuhr zu den Zellen, so dass bei Typ-2-Diabetern die Zerstörung der Gefäße, die Angiopathie, zurückgeht, aus der sich sonst Katarakte, diabetische Füße, Polyneuropathie usw. entwickeln.

---

[17] Institut für Biomedizinische Forschung in Kalifornien, USA

Gesunde Atmung aktiviert das Nervensystem und die hormonalen Zentren, verbessert die neurohumorale Regulation und stellt die Funktion der Hormondrüsen wieder her. Besonders gute Resultate werden bei Fettleibigkeit erzielt, da der Appetit geringer wird, weil das Atemtraining die Zellatmung sowie den Stoffwechsel, die Balance zwischen Bildung und Verbrauch der Energie und die Balance zwischen Atmung und Nahrung verbessert.

Nützliche Ratschläge

Selbstverständlich ist es sehr schwer zu glauben, dass Diabetes und andere schwere endokrine Erkrankungen durch das Pneumobalance Atemtraining mit dem kleinen ATMFro geheilt werden können. Um solch schwere Krankheiten zu behandeln, ist eine komplexe Therapie nötig mit Medikamenten, mit Vitaminen und biologisch aktiven Nahrungsergänzungen. Aber ebenso ist die gesunde Atmung bei diesen und anderen endokrinen Erkrankungen absolut erforderlich. Für die daran erkrankten Menschen stellt das Pneumobalance Atemtraining eine unabdingbare, unterstützende, heilende Gymnastik dar. Als Ergebnis von regelmäßigem Atemtraining verbessern sich die Zellatmung und damit der Zellstoffwechsel mit der Folge, dass sich das Bedürfnis nach Nahrungsaufnahme verringert, weil die Nahrung besser aufgenommen und verwertet wird, so dass sich spezielle Diäten erübrigen, da das Verlangen zu essen nachlässt.

3. Die Atmung vom Säugling bis zum Sportler

»Bewegung kann jedes Arzneimittel ersetzen, aber kein Arzneimittel dieser Welt kann die heilende Kraft der Bewegung ersetzen.« (Simon André Tissot[18])

Atmen für Zwei!

Für schwangere Frauen ist die Regulierung der Atmung besonders wichtig, damit die Atmung optimal funktioniert. In der Schwangerschaft erhöht sich nicht nur der Bedarf an Nahrungsmitteln, sondern auch Gasaustausch und Ventilation der Lunge werden besonders beansprucht. Wissenschaftliche Erkenntnisse und meine eigenen Erfahrungen zeigen, dass systematisches Atemtraining und richtige Zwerchfellatmung von besonderer Bedeutung und Notwendigkeit sind und als zusätzliche begleitende Maßnahme Schwangerschaft und die Geburt unterstützen sollten.

Atemtraining in der Schwangerschaft trägt zum normalen Tonus der Gebärmutter bei, verbessert den Blutkreislauf in der Plazenta und beugt Sauerstoffmangel des Embryos vor. Mit dem Pneumobalance Atemtraining lernt die werdende Mutter, ihre Atmung zu steuern. Im staatlichen Zentrum für vorgeburtliche Medizin in Novosibirsk wird dieses Atemtraining bei Frauen, die Frühwehen haben und bei denen eine Gestose (Schwangerschaftsvergiftung) mittleren Grades besteht, mit sehr guten Erfolgen für die Gesundheit von Mutter und Embryo angewendet. Bei Schwangeren verbessern sich z.B. nicht nur Atmung und Kreislauf, sondern auch die Regulation des Nervensystems und damit auch auf natürliche Weise der Zustand des Embryos, was überzeugend durch Untersuchungen an Neugeborenen in den ersten drei Tagen und später bei ihrer Entlassung dokumentiert werden kann.

Tatjana Malischeva[19], Gynäkologin und Hebamme in einem Geburtszentrum in St. Petersburg, hat sich mit den Fragen der Gesundheit von Schwangeren beschäftigt. Sie schreibt *»es ist sehr gut bekannt, dass das Herz-Kreislaufsystem von schwangeren Frauen gestärkt werden kann durch aktive Bewegung, Abhärtungen, Wechselbäder, Sauna und durch Atemübungen.«* Dort wird bei Geburtsvorbereitungskursen das Pneumobalance Atemtraining praktiziert. Schwangere sollten so früh wie möglich mit dem Atemtraining beginnen, am besten schon vor der Schwangerschaft, und es während der gesamten Schwangerschaft durchführen, denn die Wirkung setzt langsam ein.

Junge Mädchen und Frauen sind heute auffallend häufiger nikotinabhängig. Bedauerlicherweise rauchen viele auch während der Schwangerschaft. Das Pneumobalance Atemtraining befreit von der Abhängigkeit und schützt vor der Selbstvergiftung.

---

[18] Simon André Tissot, 1728 bis 1797, schweizer Professor und Arzt
[19] Tatjana Malischeva, geb. 1949, Ärztin und Gynäkologin

Wissenswertes

Ein Embryo benötigt am Beginn seiner Entwicklung überhaupt keinen Sauerstoff. Bei der Empfängnis und in den ersten Stunden danach befindet sich die befruchtete Eizelle in einer praktisch sauerstofffreien Umgebung. Sauerstoff würde in dieser Zeit für den Embryo sogar gefährlich sein. Erst durch die Ausbildung der Plazenta und der sich dort befindlichen Blutversorgung können sich die sauerstoffbezogenen Prozesse entwickeln. Die Sauerstoffzufuhr zum Embryo ist jedoch begrenzt, wir entwickeln uns unter Bedingungen eines »Sauerstofflimits« mit einem Sauerstoffgehalt wie auf einer Höhe von ca. 6.000 m über dem Meeresspiegel. So ist auch die Toleranz für Sauerstoffunterversorgung eines neugeborenen Kindes 8 bis 10 mal höher als bei Erwachsenen.

Bei einem normal entwickelten Embryo im Alter von 39 bis 40 Wochen beträgt die Sauerstoffsättigung des Blutes 60 %. Die durchschnittliche Sättigung sinkt bei der Geburt auf bis zu 37,9 %, aber schon zwei Stunden später beträgt sie 94 bis 96 %. Das zeigt, dass wir bei der Geburt durch ein extremes Sauerstofftraining, einen »Sauerstoffstress«, unseren kleinen Körper an die neue Atmosphäre anpassen. Dies ist kein Zufall. Den ersten Stress in unserem Leben spüren wir bei der Geburt.

Lerne Atmen in deiner Jugend!

»Ein weiser Arzt wartet mit der Behandlung nicht, bis die Menschen krank sind. Ein guter Arzt beginnt damit schon, bevor die Krankheit ausbricht.«

(aus chinesischen Schriften von Ärzten)

Kinder – die Blumen des Lebens. Selbstverständlich ist es uns besonders wichtig, dass diese »Blumen« gesund sind. Atemübungen wirken unmittelbar auf Wachstum und Entwicklung, auf Nervensystems und Psyche eines Kindes. Atemübungen für Kinder habe ich im Jahr 1988 mit Kindern im Vorschulalter zu entwickeln begonnen, noch während der Zeit, als ich mit der Buteyko-Methode arbeitete. Als meine Tochter Eugenia 6 und mein Sohn Iwan 4 Jahre alt waren, überzeugte ich mich vom Nutzen der Atemübungen zunächst bei ihnen. Dadurch gelangte ich zu der Überzeugung, dass es notwendig ist, Kindern schon im Kindergarten solche Atemübungen planvoll beizubringen. Zu diesem Zweck entwickelte ich ein spezielles Programm, das »ABC des Atmens«.

Ich habe Pädagogen über diese Arbeit berichtet und zur Veranschaulichung die Beobachtungen meines amerikanischen Kollegen Guy Hendricks dargestellt. Seine Feststellung auf diesem Gebiet: *»Meine Tochter war in der 2. Klasse. Ich habe die Kinder bis zum 6. Schuljahr beobachtet. Zu meinem Erstaunen habe ich festgestellt, dass die noch vorhandene gesunde Atmung sich nach und nach zurückentwickelte, bis davon nichts mehr übrig war. Unter den Neugeborenen war es sehr selten, dass* *ein Kind nicht mit dem Diaphragma atmen konnte, bei den Sechstklässlern aber war umgekehrt die Fähigkeit, mit dem Zwerchfell zu atmen, selten«.* Für diesen erfahrenen Atemspezialisten ist ungesunde Brustatmung *»Atmen mit den Füßen nach oben«.*

Die Lunge entwickelt sich nach der Geburt weiter, die Anzahl der Alveolen wächst bis zum Alter von 8 Jahren. Später vergrößert sich nur noch das Lungenvolumen. Die Atmung entwickelt sich mit dem Umbau von Lunge und Brustkorb, mit der physischen Entwicklung des Kindes und mit der Ausreifung der Regulationsmechanismen. Bis zum 15. Lebensjahr reifen die Dehnungsrezeptoren der Lunge, bis zum 17. werden Chemo- und Mechanorezeptoren als zentrale Mechanismen der Atemregulierung integriert, danach ist die Atmung voll ausgebildet.

Zwischen dem 7. und 17. Lebensjahr verlängert sich die Ausatmungsdauer. Dies zeigt die Ökonomisierung der Atmung und ist eines der wichtigsten Kriterien für Beurteilung der Altersentwicklung der Lungenfunktionen. Die Atemregulation entwickelt sich während der ersten Lebensjahre, sobald das Kind mit der Äußerung von Lauten und Worten beginnt und das Denken fortschreitet. Deswegen kann man dem Kind schon mit seinen ersten gezielten Bewegungen das richtige Atmen beibringen, in körperlicher Ruhe oder Aktivität.

Die Entwicklung des Kindes ist untrennbar mit der Sprachentwicklung und dem Wachsen des Sprechapparates verbunden. Sprechen bedeutet eine ständige Belastung der Atmung, doch ist das kindliche Atemzentrum noch leicht erregbar und seine Nervenregulation noch nicht vollständig entwickelt. Durch physische Anspannung, Emotionen und leicht erhöhte Körpertemperatur beschleunigt sich so die Atmung, der Rhythmus und die fließende Aussprache von Wörtern und Sätzen werden gestört, ebenso die Aussprache der Laute, da Kinder die Atmung noch nicht richtig regulieren können. Im Vorschulalter ist es charakteristisch, dass die Sprechatmung nicht vollständig entwickelt ist und eine unökonomische, schwache Ein- und Ausatmung, eine unökonomisch gleichmäßige Verteilung der Ausatmungsluft, eine ungleichmäßige, stoßweise Ausatmung u.a.m. feststellbar sind. Deswegen sind diese systematischen Atemübungen für Kinder wichtig, nicht nur als Mittel zur Gesundung, sondern auch als Mittel für eine richtige und schöne Sprache, für die eine gleichmäßige, fließende und verlängerte Ausatmung notwendig ist.

Das Pneumobalance Atemtraining ist auf die physiologischen Prinzipien der Atemgymnastik für Kinder eingestellt.

Von der Wissenschaft bestätigt – Vom Gesundheitsministerium empfohlen

Im Jahr 2006 wurden Forschungen im Russischen Wissenschaftlichen Zentrum für Rehabilitationsmedizin und Kurortologie[20] unter der Leitung von Prof. M. A. Kahn durchgeführt.

Heutzutage hat in Russland das Pneumobalance Atemtraining mit dem ATMFro den Status einer medizinischen Technologie erreicht. Die Resultate haben auch viele meiner Kollegen aus Moskau überrascht. Wissenschaftlich bewiesen ist der positive Einfluss dieser Methode auf Ventilation, Gasaustausch, Immunsystem und Prozesse der Nervenregulation bei Kindern und bei an Bronchialasthma erkrankten Menschen. Die Forschungen wurden auch bei Kindern mit vegetativer Dystonie durchgeführt. Wir haben ebenso Kinder mit hohem und niedrigem Blutdruck (Hypertonie und Hypotonie) in dieser Atmung geschult. Nach einem Kurs mit Pneumobalance Atemtraining zeigten die Untersuchungen nicht nur Verbesserungen des Herz-Gefäß-Systems, sondern es zeigten sich auch Verbesserungen bei Kindern mit Bronchialasthma und vegetativer Dystonie. Zudem verbesserten sich Stimmung, Belastbarkeit und Schlaf und die Nervenregulation des Herz-Kreislauf-Systems normalisierte sich.

Diese Forschungsergebnisse lassen darauf schließen, dass regelmäßiges Pneumobalance Atemtraining auch gesunden Kindern bei der Stabilisierung ihrer Gesundheit nützt. Ich habe mich deshalb sehr gefreut, als meine Enkelin im Alter von zweieinhalb Jahren nicht nur ganz locker mit dem ATMFro mit 15 ml Wasser übte – mit Ein- und Ausatmung durch das Gerät –, sondern dabei auch im Zimmer herumspazierte und gleichzeitig ohne Anstrengung hindurch atmete. Sie empfand es als Spiel.

Bevor ein Kind beginnt, mit dem ATMFro zu atmen, muss es psychologisch vorbereitet und sein Interesse geweckt werden. Ich sage den Kindern immer, dass wir jetzt ein Spiel machen: Wir spielen Taucher, aber wir müssen mit dem ATMFro so leise atmen, dass wir die Fische nicht wecken. Zum erfolgreichen Beherrschen der Methode ist für die Kinder auch das Vorbild und Vorleben durch die Eltern wichtig. Wenn die Eltern zu Hause regelmäßig die Atmung trainieren, nimmt das Kind dies wahr und betrachtet das Training als natürliche Form zur Unterstützung der Gesundheit.

---

[20] Russische Bezeichnung für Kurmedizin vom deutschen Wort »Kurort«

Vorschläge zur Trainingsdurchführung

Damit ein Kind die Atemübungen mit dem ATMFro richtig durchführt, müssen Sie ihm die richtige Zwerchfellatmung vormachen. Mit einfachen Bildern und Schemata erklären Sie, wo Lunge und Diaphragma sich im Körper befinden. Es ist zudem sehr wichtig, dass das Kind ruhig, ohne Anstrengung, ein- und ausatmet.

Für die Genesung eines kranken Kindes sind die Übungen systematisch und regelmäßig durchzuführen. Animieren Sie es nicht zu Übertreibungen oder Rekorden, damit es nicht zu viel Wasser einfüllt oder zu kräftig atmet. Dies führt zu Stress und nützt dem Gesundungsprozess in keiner Weise. Tägliche Übungen mit dem ATMFro sollen als heilender Kurs mindestens 2 Monate lang ausgeführt werden, mindestens solange wie das Kind noch krank ist. Er kann z.B. bei Diabetes auch wesentlich länger dauern. Wenn sich der Gesundheitszustand gebessert hat, kann das Üben alle 2 Tage erfolgen.

Erklären Sie dem Kind, dass das Atemtraining genauso nützlich ist wie das Muskeltraining mit Hanteln oder das Skifahren. Es ist gut, den Kindern beizubringen, den Atem während des Sprechens zu kontrollieren, durch die Nase einzuatmen – auch während des Sports – und auf die Zwerchfellatmung zu achten.

Atmen, Bewegung und sportliche Aktivitäten

Für Sportler habe ich ein intensiveres Programm des Pneumobalance Atemtrainings entwickelt, das besonders geeignet ist für die Vorbereitung auf sportliche Leistungen.

Von welchen Faktoren hängt eine hohe sportliche Leistung ab? Viele, auch hochqualifizierte Sportler sind der Meinung, dass Ernährung und ein optimales Trainingsprogramm am wichtigsten sind, und achten deshalb zu wenig auf eine ausgeglichene Atmung beim Training mit der Folge, dass sportliche Resultate langsamer wachsen oder sogar stagnieren, weil ein schlechtes Last-Kraft-Verhältnis Probleme bereitet.

Die Forschungen der letzten Jahre zeigen überzeugend die Bedeutung der Atmung und des Atemtrainings für den Trainingserfolg, die Stimulierung des Zellmetabolismus und die Ausprägung einer athletischen Figur. Die Kapazität der Atmung begrenzt die sportliche Leistung und die Effizienz des Metabolismus, sie ist deshalb wesentlich wichtiger als die Ernährung. Während ein Mensch im Laufe seines Lebens 340 Millionen Liter Luft einatmet, verbraucht er nur ca. 22.000 kg Nahrung. In 24 Stunden macht ein Mensch durchschnittlich 20.000 Atemzüge, durch die Lunge gehen bis zu 12.000 l Luft, beim Trainieren in einem Fitnessstudio sind es bis zu 30.000 Atemzüge und bis zu 20.000 l Luft! Im Ruhezustand und nüchtern verbraucht der menschliche Organismus ca. 250 ml Sauerstoff in der Minute, bei körperlicher

Anstrengung erhöht sich der Sauerstoffverbrauch um das 15- bis 20 fache. Die Atmung ist ein entscheidender Faktor, der die metabolischen Prozesse limitiert und das Niveau einer sportlichen Leistung bestimmt.

Wenn Sie ernsthaft trainieren, müssen Sie zusätzliche Aminosäuren zur Synthese der Proteine im Inneren der Muskeln aufnehmen. Für das Muskelwachstum sind wertvolle Produkte notwendig, die ein breites Spektrum von Aminosäuren abdecken. Aber ist Muskelwachstum alles, um sportliche Leistungen zu verbessern?

Viele Sportler halten ausbalancierte Diäten ein, mit ausreichender Anzahl von Kalorien, Proteinen, Kohlenhydraten, Mineralien, Spurenelementen und Vitaminen, und nehmen große Mengen von Nahrungsergänzungsmitteln zu sich. Trotzdem wächst ihre Muskelmasse zu langsam. Warum? Weil außer der Nahrung weitere Faktoren das Muskelwachstum beeinflussen. Wichtig ist nicht nur, wie Sie sich ernähren, sondern auch wie die o.g. Stoffe – Aminosäuren, Mineralien, Spurenelemente und Vitamine – Ihre Zellen erreichen und wie sie dort verwertet werden. Dies hängt ab von der Dichte der Kapillaren im Muskelgewebe und der Aktivität des Metabolismus.

Das Pneumobalance Atemtraining sorgt dafür, dass die Reservekapillaren sich voll öffnen und so die Aminosäuren und die anderen Nährstoffe besser durch den kapillaren Blutfluss in die Zelle gelangen. Forschungen zeigen, dass der Koeffizient des Verbrauchs von Sauerstoff in der Zelle im Ruhezustand 25 % bis 30 %, bei maximaler Arbeit jedoch bis 80 % beträgt. Das Atemtraining mit dem untenstehenden Spezialprogramm erzeugt höchste energetische Reserven für das Muskelwachstum und erhöht Muskelkraft und Ausdauer.

So trainieren Sportler mit dem ATMFro

Das Pneumobalance Atemtraining wird nach dem folgenden Trainingsprogramm durchgeführt, das sich durch erhöhtes Wasservolumen im ATMFro und andere Trainingszeiten von dem allgemeinen Programm unterscheidet. Bei der Übung wird durch den Mund durch den ATMFro eingeatmet: Die Einatmung geschieht gleichmäßig über 5 Sekunden unter Beteiligung von Zwerchfell und Zwischenrippenmuskeln, so dass die vordere Bauchdecke nach vorn geht und sich der untere Teil des Brustkorbs weitet.

Nach der Einatmung wird durch den Mund in den ATMFro gegen den Wasserwiderstand ausgeatmet. Während der Ausatmung werden gleichzeitig die Muskeln des Bauches kontrahiert und das Volumen des Bauches und Brustkorbs verkleinert sich. Die Ausatmung geschieht ruhig, gleichmäßig und ununterbrochen. Die Ausatmungsdauer wird langsam bis auf 40 Sekunden und mehr gesteigert. Der Übungsplan mit dem ATMFro für Sportler ist auf der Tabelle Seite 34 dargestellt.

Tabelle 2: Übungsplan für Sportler

Wasser in ml	Atemformel in Sekunden		Übungsdauer in Minuten	Übungsdauer in Tagen
	Einatmung	Ausatmung		
30	5	10	11-15	3-5
30	5	15	15-20	5-7
30	5	20	20	5-7
35	5	10	15-20	3-5
35	5	15	20-25	5-7
35	5	20	25-30	5-7
40	5	10	15-20	3-5
40	5	15	20-25	5-7
40	5	20 bis 40	25-30	7-15

Wissenschaftliche Studie

In Rahmen der Präventionsforschung wurde an der Poliklinik der Staatlichen Universität für Sport in Moskau bei 32 gesunden Sportlern mit verschiedenen Spezialisierungen – Schwimmen, Leichtathletik, Kampfsportarten, Schwerathletik, Volleyball und Basketball – eine Untersuchung durchgeführt. Nach 2 Wochen, während derer sie einen Kurs in Pneumobalance Atemtraining mit dem ATMFro absolviert hatten, wurden erneut die Parameter gemessen. Bei allen Parametern wurde ein starke Verbesserung festgestellt: VC durchschnittlich um 20 %, FEV1 durchschnittlich um 25 %, MEF75 durchschnittlich um 15 %, MEF50 durchschnittlich um 20 % und MEF25 durchschnittlich um 20 % [21].

Mehrere Wochen eines solchen Trainings bringen den Sportler in seine Höchstform. Das Training erhöht die funktionalen Möglichkeiten des Organismus und des richtigen Atemmusters für Sportler in Sportorganisationen, im Gesundheitssport und in medizinischen Zentren.

Leiter der Medizinischen Fakultät Prof. Smolenskij A. B.

Pneumologin Belousowa O. M.

---

[21] VC: Vital Capacity = Luftvolumen das nach einer maximal tiefen Einatmung ausgeatmet werden kann
FEV1: Forced Expiratory Volume 1 = Luftvolumen in der ersten Sekunde bei maximaler Ausatmung
FVC: Forced Vital Capacity Test = Test, bei der nach einer maximal tiefen Einatmung, die Ausatmung mit maximaler möglicher Geschwindigkeit erfolgt
MEF25; MEF50; MEF75: Maximal Expiratory Flow = Die Luftmenge nach 25 / 50 / 75 % der Zeit bei dem FVC-Test

Sportler müssen ihr Atmungssystem besonders gut an die Hypoxie anpassen, bei viel Bewegung ist eine gesunde Atemregulation absolut notwendig.

Die Alpinisten Wladimir Baliberdin und Reinhold Messner bezwangen z.B. den Mt. Everest ohne Sauerstoffmaske. Sie können sich nicht nur besonders gut an die Hypoxie anpassen, sondern haben auch phänomenale Herzen – in Ruhe schlägt ihr Puls 32 Mal pro Minute.

Südamerikanische Indianer errichteten vor ca. 500 Jahren auf dem Kegel des Vulkans Llullaillaco[22] in einer Höhe von 6.729 m eine Opferplattform. Schon bei einer Höhe von 5.000 m tritt bei untrainierten Menschen Sauerstoffnot auf – so ist es kein Wunder, dass einfache Sterbliche in dieser Höhe schon das Bewusstsein und die Kontrolle über sich verloren. Die Priester, die besonders trainiert waren, wollten sich offensichtlich als Himmelsbewohner darstellen.

Interessant sind auch Beobachtungen bei Menschen, die sich in einer luftfreien Umgebung befinden. Japanische Taucher, die »Ama«, trainieren schon von klein auf, indem sie bis zu 90 Mal pro Tag bis zu 20 m tief tauchen und sich dort über 2 Minuten aufhalten. Dies ist eine schwere physische Belastung. Japanische Flaschentaucher, die sich 30 Minuten lang bei schwerer körperlicher Arbeit in 60 bis 70 m Tiefe aufhalten und dann innerhalb von 3 Minuten an die Oberfläche schnellen, nehmen keinen Schaden, da sie nur etwa 6 Mal pro Minute atmen. Die gefürchtete Taucherkrankheit wird so vermieden.

In den letzten Jahren entwickelte sich eine neue Sportart, das Apnoetauchen[23], um die Tiefen der Meere zu erobern. Nach medizinischen Berechnungen hört beim Apnoetauchen die Blutzirkulation ab ca. 100 m Tauchtiefe auf. Der Österreicher Herbert Nitsch tauchte im Dezember 2009 bis zu 214 m tief und erreichte die Oberfläche munter und fröhlich voller Lebensenergie. Wir sprachen mit verschiedenen Apnoetauchern in Sachalin, St. Petersburg, Moskau und auf der Krim und hörten des Öfteren, dass sie beim Apnoetauchen unter Wasser Ähnliches gefühlt hatten wie beim Pneumobalance Training mit dem ATMFro. Auch haben sie mir berichtet, dass regelmäßiges Pneumobalance Atemtraining bedeutende Verbesserungen für ihre Belastungen erbrachte, sowohl für das Tauchen selbst als auch für die Arbeit unter Wasser.

---

[22] Vulkan an der Grenze zwischen Argentinien und Chile
[23] Tauchen nur mit Luftanhalten, ohne Atemgerät

Rekorde unter Wasser

- Im Juni 2007 hielt Arwidas Gajschynas sich für 15:58 Minuten ohne Luft auf dem Boden eines Bassins auf und seine Schwester Diana länger als 13 Minuten. Der Rekord des kanadischen Illusionisten Robert Foster hielt fast 50 Jahre. Er war über 13 Minuten unter Wasser.

- Der Amerikanische Illusionist David Blaine ist bekannt dafür, dass er immer wieder die Stärke seines Organismus beweist. Seinen letzten Rekord hat er mit 17:40 Minuten unter Wasser ohne Atemgerät aufgestellt. Vor dem Tauchen atmete er 23 Minuten reinen Sauerstoff, um seine Lunge mit Sauerstoff zu füllen und den Kohlendioxidgehalt im Blut zu senken. Sein vorheriger Rekord lag bei 16:32 Minuten.

- Im November 2008 lag Dschinluka Dschenoni 18:40 Minuten lang auf dem Boden eines Bassins mit angehaltenem Atem.

Unter Bezug auf wissenschaftliche Forschungen traf Jennifer Eckermann[24] die Feststellungen: *»Abendliches Training ist nützlicher zum Aufbau von Muskelmasse. Beim Abendtraining können die Sportler bis zu 20 % mehr Muskelmasse bilden als beim morgendlichen Training... Die meisten sportlichen Rekorde werden zwischen 15 und 20 Uhr aufgestellt«.*

Interessantes am Rande

Das Heruntergehen einer Treppe ist vergleichbar mit dem sportlichen Gehen bei einer Geschwindigkeit von 4,18 km/h, das Treppenhochsteigen aber mit einem Lauf bei 9,66 km/h.

Die Blutzellen machen einen vollen Rundlauf im Blutkreislauf in einer Zeit zwischen 1 Minute bis zu 15 Sekunden. Im Ruhezustand geht 20 % des Blutes in die Muskulatur, 24 % ins Verdauungssystem, 19 % in die Nieren, 24 % ins Gehirn und andere Organe...

Bei physischer Belastung gelangen bis zu 88 % des Blutes in die Muskulatur, aber in Magen und Nieren nur 2 %. Der Verlust von Muskel- und Knochenmasse aus Mangel an physischen Übungen beginnt schon mit ca. 50 Jahren. Fünfzigjährige Menschen, die sich wenig bewegen, verlieren jährlich 3 % ihrer Muskelmasse und bis zum Alter von 80 Jahren bis zu 40 %

---

[24] Jennifer Eckermann, Wissenschaftsjournalistin, schreibt für die Zeitschriften New York Times und National Geographic

4. Praktischer Kurs:
Ergänzungsempfehlungen und Endogene Atmung

»Atmen – für einen Menschen, der unter Müdigkeit, Krankheiten und anderen Symptomen einer energetischen Disbalance leidet, muss die Atmung an erster Stelle, nicht an letzter Stelle stehen«   (Dr. med. Sheldon Saul Hendler)

Grundprinzipien des Atemtrainings

Wichtige Prinzipien der Methode und der Ausführung des Pneumobalance Atemtrainings sind ausführlich und gründlich in der Gebrauchsanweisung beschrieben, die dem ATMFro beiliegt. Aber natürlich können in einer Gebrauchsanweisung nicht alle Variationen dargestellt werden, die in der Praxis eine Rolle spielen. Deshalb wollen wir uns in diesem Kapitel mit einer Reihe von wichtigen praktischen Hinweisen beschäftigen.

Weil der Organismus eines jeden Menschen einzigartig ist, ist es unmöglich, einen universellen Trainingsplan zu entwickeln. Deshalb empfehle ich Ihnen, sich ein individuelles Trainingsprogramm zu erstellen. Führen Sie bitte ein Tagebuch über Ihr Training und es wird sich daraus ein für Sie optimales Trainingsprogramm herausbilden.

Für Erwachsene empfehle ich ein 20 bis 30minütiges Training am Abend. Sie können auch zweimal täglich trainieren, aber das abendliche Training ist das wichtigere Grundtraining. Wenn es für Sie schwierig ist, 20 oder 30 Minuten ununterbrochen zu üben, so machen Sie nach der Hälfte der Zeit für 2 bis 3 Minuten eine Pause, z.B. unterbrechen Sie nach 10 Minuten das Training, machen eine Pause von 2 bis 3 Minuten und fahren dann fort für weitere 8 bis 10 Minuten.

Die Wassermenge im ATMFro setzt der Atmung einen Widerstand entgegen. Dieser Widerstand trainiert die Atemmuskulatur und die Muskulatur der Bronchien. Bei der Ausatmung gegen diesen Widerstand durch das Wasser entsteht ein erhöhter Druck in den Bronchien und die Atemwege weiten sich. Beim Einatmen mit Widerstand entsteht kurzfristig ein Unterdruck in den Bronchien und ihr Durchmesser wird geringer. Die Vibration der Luft im Apparat und damit auch in den Bronchien bedingt einen »Pneumomassage-Effekt«, eine innere Massage von Bronchien und Lungengewebe. In Folge löst sich der Schleim von den Wänden der Bronchien und wird aus der Lunge abgeleitet. Diese Massage und die damit verbundene Säuberung der Atemwege sind nicht nur für lungenkranke Menschen besonders wichtig, sondern auch für alle, die in Ballungsräumen mit erhöhter Schadstoffbelastung wohnen – positiv wirkt sie aber bei allen Menschen. Das Pneumobalance-Atemtraining ist in seiner Bedeutung vergleichbar mit dem Zähneputzen.

In der Lunge befinden sich Rezeptoren, die auf Dehnung reagieren. Sie haben bei jedem Menschen eine andere Empfindlichkeit, die sich durch das Training allmählich ändert. Es ist deshalb nicht möglich, Standardempfehlungen für das Trainingsprogramm zu geben, Sie müssen sich nach Ihren persönlichen Empfindungen richten. Wenn es Ihnen leicht fällt zu atmen, können Sie die Wassermenge im ATMFro um maximal 1 ml erhöhen. In der Regel beträgt die maximale Wassermenge 26 ml.

Die richtige Atemtechnik

Atmen Sie ruhig und ohne Anstrengung für 2 bis 3 Sekunden, maximal bis zu 5 Sekunden, ein. Beim Einatmen zieht sich das Zwerchfell zusammen und senkt sich. Die vordere Bauchwand geht nach vorn, der Brustkorb bewegt sich nicht. Nach der Einatmung können Sie eine Pause von 1 bis 2 Sekunden einlegen. Es folgt eine gleichmäßige ununterbrochene Ausatmung. Manche Patienten haben Schwierigkeiten mit der richtigen Zwerchfellatmung. Es sind Menschen mit Fettleibigkeit, mit Kurzatmigkeit aufgrund einer Lungen- und Herzschwäche, und Sportler. Ich habe beobachtet, dass es ist ihnen oft nicht möglich ist, die Brusteinatmung abzustellen, wenn sie die Zwerchfellatmung ausführen. Um dies zu ändern, habe ich folgende Hilfen gefunden.

Wie bringen Sie sich selbst die Zwerchfellatmung bei?

Machen Sie folgende Übung: Beginnen Sie mit der Ausatmung. Wenn Sie die Ausatmung regulieren, wird sich nämlich die Einatmung bald »anpassen«. Nehmen Sie eine bequeme Stellung auf einem Sessel oder Sofa ein, stützen Sie evtl. den Nacken mit einem Kissen. Schließen Sie die Augen und lauschen Sie Ihrem Atem. Spüren Sie ihn. Atmen Sie durch die Nase! Lernen Sie Ihre Atmung zu spüren, indem sie den Beginn der Einatmung und ihr Ende spüren. Erspüren Sie ebenso beim Ausatmen seinen Anfang und sein Ende. Achten Sie auf die kurze Pause beim Übergang zwischen Ein- und Ausatmung. Sogar eine solch einfache Übung der Konzentration auf die Atmung hat einen beruhigenden Effekt.

Üben Sie dann gegen Ende der Ausatmung ganz langsam und gleichmäßig einen Druck auf den Bauch aus. Sie können den Bauch zwar auch durch die Bauchmuskeln einziehen, aber es ist bequemer, mit der Hand diesen Druck auszuüben. Legen Sie dafür beide Hände auf den Bauch unter den Bauchnabel. Während der Ausatmung drücken Sie nun mit den Händen auf den Bauch und beim Einatmen lassen Sie die Hände los und der Bauch schnellt von selbst nach vorn.

Bei der Umstellung von Brustatmung auf Zwerchfellatmung müssen Sie lernen, dass während der Ausatmung der Bauch nach innen geht.

Sie können die Zwerchfellatmung leicht erspüren, indem Sie sich in Rückenlage ein Buch auf den Bauch legen. Das Buch hebt sich beim Einatmen und senkt sich beim Ausatmen. Dabei bleibt der Brustkorb unbewegt. Meistens vollzieht sich das Ausatmen langsam in 3 bis 5 Sekunden. Wenn Sie den Wunsch verspüren, nach der Einatmung oder Ausatmung eine Pause zu lassen, so können Sie dies tun, aber halten Sie nicht den Atem an, weil es beim Atemanhalten zu einer intensiven Übererregung des Atemzentrums kommt, die Atmung durcheinander gerät und der Atemrhythmus gestört wird. Führen Sie die Übungen zur Zwerchfellatmung 2 bis 3 Mal pro Tag auf nüchternen Magen für 10 bis 15 Minuten durch, morgens nach dem Aufwachen, am Tag mindestens 2 Stunden nach der Mahlzeit und abends vor dem eigentlichen Pneumobalance Atemtraining.

Wenn Sie die Zwerchfellatmung beherrschen, können Sie das Pneumobalance Atemtraining erfolgreich erlernen und leicht die verschiedenen Atemübungen ausführen. Blandine Calais-Germain schenkte den verschiedenen Varianten der Zwerchfellatmung große Beachtung und beschreibt das Zwerchfellatmen als »Hintere Zwerchfellatmung«, als »Zwischen-Zwerchfellatmung« und als »Seitliche Zwerchfellatmung«. Diese Anleitungen sind für Laien nur schwer zu verstehen, darum gehen wir hier nicht näher darauf ein.

Für Einsteiger

Zur Beherrschung der Pneumobalance ist es wichtig, dass Sie gleich bei der ersten Sekunde der Ausatmung damit beginnen, den Bauch gleichmäßig und ruhig einzuziehen und dass die Ausatmung gleichmäßig und nicht stoßartig verläuft. So lernen Sie, die Geschwindigkeit des Ausatmens zu kontrollieren, sie zu verlangsamen und die Arbeit des Zwerchfells und das Einziehen der vorderen Bauchwand bei der Ausatmung zu regulieren.

Für erfahrenen Anwender

Indem Sie weiter so trainieren, verlangsamen Sie die Ausatmung und verlängern die Sie auf bis zu 30 Sekunden und weiter darüber hinaus. Sie können die Atmung auch trainieren, indem Sie in 2 Phasen ausatmen. Diese Ausatmung erlaubt es Ihnen leicht, die Zeit der Ausatmung bis auf 60 Sekunden und weiter zu verlängern. Besonderheiten dieser 2-Phasen-Ausatmung sind:

Die Ausatmung wird nach wie vor ununterbrochen durchgeführt. Die Luft wird dabei ganz langsam in den ATMFro hinein ausgeatmet. Am Anfang des Ausatmens aber wird die Bauchwand in vorderer Position gelassen, d.h. in der Position, in der sie am Ende der Einatmung war. Mit anderen Worten, der Bauch ist nach vorn gewölbt und die Muskulatur ist entspannt.

Die vordere Bauchwand wird erst in der Mitte der Ausatmung eingezogen. Wie können Sie dieses erreichen? Versuchen Sie einmal ohne den ATMFro eine Einatmung durch die Nase, dann 1 bis 2 Sekunden anhalten, dann 10 Sekunden durch gepresste Lippen und aufgeblasene Wangen ausatmen, als ob Sie eine Kerze auspusten. Bei diesem Ausatmen ziehen Sie in den ersten 5 Sekunden den Bauch nicht ein. Das Einziehen beginnt erst mit der 6. Sekunde. So können Sie diese 2-Phasen-Methode ohne den ATMFro einüben.

Im weiteren Verlauf des Trainings mit dem ATMFro können Sie also die ununterbrochene Ausatmung einteilen (s. Abb. 11). Erste Phase: Langsam ausatmen ohne Bauchbewegung. Zweite Phase: Von der Mitte des Ausatmens an langsam und ununterbrochen den Bauch einziehen.

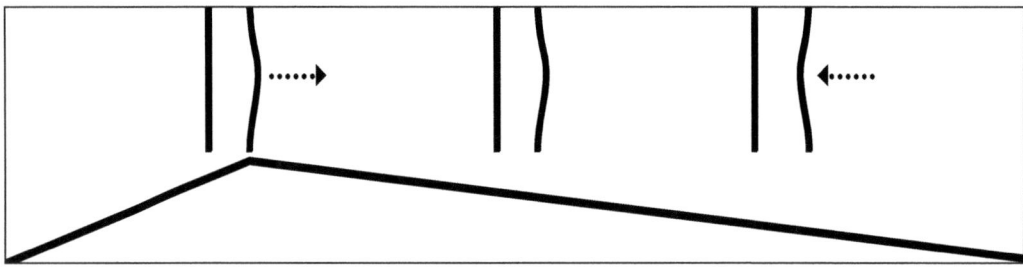

Abb. 11: Das fortgeschrittene Pneumobalance Atemtraining

So vervollständigen Sie Ihre Erfahrungen und verlängern ohne Anstrengung ihre Ausatemphase.

Die Intervallausatmung

Wenn die Fähigkeiten Ihres Organismus und seine physiologischen Reserven begrenzt sind und es Ihnen nicht gelingt, die Ausatmung auf 30 Sekunden zu verlängern, so hilft Ihnen die Intervallausatmung: Teilen Sie dazu die ununterbrochene Ausatmung ein und machen Atempausen. Um beispielsweise eine Ausatmungsdauer von 30 Sekunden zu erreichen, teilen sie diese Zeit in 3 Teile von je 10 Sekunden auf und machen dort eine Pause von je 1 bis 2 Sekunden (s. Abb. 12). Nach und nach können Sie die Pausen auf bis zu 5 Sekunden verlängern. Somit werden die Reserven der Ausatmung vergrößert und die Ausatemzeit verlängert.

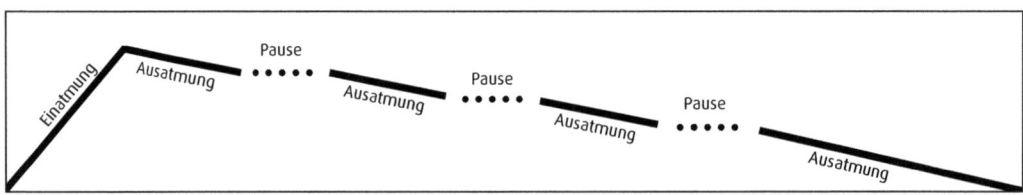

Abb. 12: Die Intervallausatmung

Achtung!

Übertreiben Sie nicht mit der Verlängerung der Pausen. Die Pause während der Intervallausatmung ist nur eine Hilfestellung, die leicht und ohne Anstrengung ausgeführt werden muss. Nach der Pause müssen Sie fähig sein, den Atem zu kontrollieren und langsam und ruhig weiter auszuatmen. Die Ausatmung wird in gleiche Intervalle eingeteilt, die Pausen unter sich sind ebenfalls gleich. So bleibt die Rhythmik der Atmung erhalten. Eine ununterbrochene Ausatmung von 32 Sekunden können Sie auf diese Weise in 4 gleiche Intervalle von je 8 Sekunden einteilen und 3 Pausen einfügen, deren Dauer Sie allmählich auf bis zu 5 Sekunden verlängern. So beträgt die Zeit der Ausatmung insgesamt 47 Sekunden (4 Intervalle der Ausatmung von je 8 Sekunden und 3 Pausen von je 5 Sekunden).

Im folgenden Abschnitt beschreibe ich die von mir entwickelte Variante der endogenen Atmung. Dieser liegen grundlegende Aspekte der Theorie und Praxis fernöstlicher Methoden des gesunden Atmens zugrunde sowie das Prinzip der heilenden Atmung nach der Methode der »Normobaren Hypoxie« von K. P. Buteyko.

Die endogene Atmung

Zum Erlernen der endogenen Atmung sollten sie eine Übergangszeit einhalten. Unterteilen Sie Ihre Trainingszeit in 2 Hälften, in der ersten Hälfte üben Sie die hypoxische Art der Atemübungen, im der zweiten Hälfte, nach 3 bis 5 Minuten Unterbrechung, die endogene Atmung.

Die endogene Atmung wird folgendermaßen durchgeführt: Sie atmen durch dem Mund und durch den ATMFro ein, der Bauch wölbt sich dabei nach vorn. Dann atmen Sie 6 Sekunden lang mit aufgeblasenen Wangen durch den ATMFro aus, der Bauch geht dabei leicht nach innen. Anschließen halten Sie die Ausatmung an, der Bauch wird ganz leicht nach vorn geschoben in die Ausgangsposition, so dass eine kleine Luftportion durch die Nase in die Lunge gesogen wird. Diesen winzigen Sog durch die Nase, der eine minimale Einatmung darstellt, nennen wir Mikrosog. Dann atmen Sie wieder durch den ATMFro aus – 6 Sekunden lang – der Bauch geht wieder leicht nach Innen, es folgt wieder der diaphragmale Mikrosog durch die Nase, der Bauch geht wieder leicht nach vorn, usw.

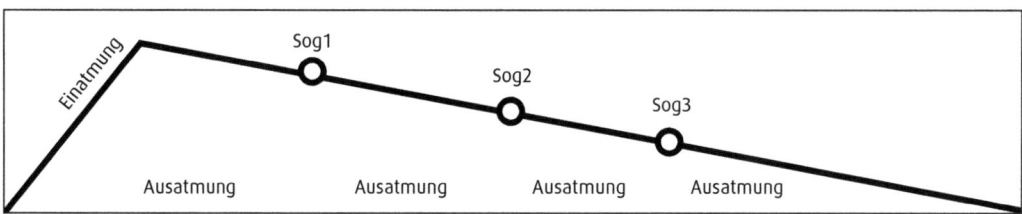

Abb. 13: Die endogene Atmung

Während der letzten Ausatmung (im Bild die vierte) wird der Bauch eingezogen, fast vollständig, und die Ausatmung geht zu Ende. Es folgt die Einatmung durch den ATMFro.

Wenn dies bei Ihnen schon gut klappt, atmen Sie zur Umstellung 15 Minuten im hypoxischen Muster und 15 Minuten im endogenen. Dann 10 Minuten im hypoxische Muster und 20 Minuten im endogenen, dann 5 Minuten im hypoxische Muster und 25 Minuten im endogenen und erst nach 2 bis 3 Wochen üben Sie die ganzen 30 Minuten endogen.

Ratschlag für die Gesundheit

Lassen sie sich nicht verführen! Verlängern Sie im endogenen Muster die Ausatmungsdauer nicht zu schnell! Als erstes ist die leichte Bewegung des Zwerchfells zu üben, die den Mikrosog auslöst. Nach 1 bis 2 Monaten mit diesem Atemmuster der endogenen Ausatmung mit dem minimalen Sog nach 6 Sekunden wird es Ihnen bereits leicht fallen. Dann können Sie diese Variante noch vervollständigen:

Endogene Atmung für Fortgeschrittene

Wenn Sie die oben beschriebene endogene Atmung sicher beherrschen, können Sie die Ausatemportionen verlängern von 6 Sekunden auf 8 Sekunden. Machen Sie z.B. den Mikrosog nach 8 Sekunden, später auch nach 10 Sekunden. Das Volumen des Mikrosogs bleibt so minimal wie zuvor, aber die Dauer der Portion einer Ausatmung, also das Intervall von einem Sog zum nächsten, wird verlängert. Dabei muss die Rhythmik des Atmens erhalten bleiben, achten Sie deshalb darauf, dass die Dauer der Intervalle immer konstant bleibt.

Wichtige »Kleinigkeiten«

Während des Trainings nimmt der Brustkorb an der Atmung nicht teil und bleibt unbewegt. Wählen Sie deswegen eine Körperhaltung für Ihr Training, die bequem ist und Sie nicht einengt, die Wirbelsäule soll gerade verlaufen, besonders im Nackenbereich. Wenn Sie am Tisch sitzen, stellen Sie Ihren Atemapparat auf eine erhöhte Unterlage (z.B. auf mehrere Bücher), damit Sie den Kopf nicht nach unten neigen müssen, sondern ganz locker das Mundstück mit den Lippen festhalten können und der Kopf gerade ist. Wenn Sie den Kopf nach unten richten müssen, kann durch eine Verspannung Kopfschmerz oder Schwindel auftreten. Deswegen suchen Sie sich eine bequeme Körperhaltung, so dass der Kopf nur leicht nach unten geneigt ist. Sie können zur Entlastung den Kopf auch mit der Hand unterstützen. Wenn Sie auf der Seite liegen, nehmen Sie Kissen unter den Kopf und ein Kissen oder eine Rolle auch für den Rücken, besonders bei Problemen im Lendenbereich.

Welche Körperhaltung ist am besten?

Sie werden nach einigen Tagen wissen, welche Körperhaltung für Sie bequem ist. Besonderheiten können folgende sein: Bei an der Lunge erkrankten Menschen ist die Seitenlage halbliegend vorzuziehen, sie verbessert den Gasaustausch und das Verhältnis von Ventilation und Blutstrom in den Alveolen. Bei ausgeprägt mangelhafter Blutversorgung des Gehirns ist das Liegen in Seitenlage, auf dem Rücken oder halbliegend ebenfalls empfehlenswert. Auch bei geschwollenen Beinen, Krampfadern oder Lymphödem ist die Seitenlage bequem. Wenn Sie die Übungen in einem Sessel durchführen, können Sie die Beine ausstrecken und hochlegen. Wenn Sie auf dem Rücken liegen, können Sie unter die gestreckten Beine ein Kissen legen. Es ist hilfreich, Knie und Hüfte anzubeugen, denn in dieser Haltung ist die Zwerchfellatmung bequemer auszuführen.

Das Mundstück wird mit den Lippen umschlossen, so dass kein Zwischenraum vorhanden ist. Sie können das Mundstück auch zwischen den Zähnen halten, aber beim längeren Üben kann dies durch die Anspannung der Kiefermuskulatur unangenehm werden. Die bequemste Haltung des Mundstücks ist vor den Zähnen, so werden die Kaumuskeln nicht beansprucht. Wenn beim Training vermehrt Speichel gebildet wird, schlucken Sie ihn einfach herunter. Sie können die Übungen mit dem ATMFro auch ohne Mundstück durchführen, was für Kinder bequem ist und auch für Menschen mit Kieferpathologien, mit Funktionsstörungen der Kau- und Mimikmuskulatur z.B. nach Schlaganfall oder bei Störungen des Gesichtsnervs.

Wenn Sie während des Trainings einen Hustenreiz bekommen, unterbrechen Sie dieses und husten Sie ab, bevor Sie es fortsetzen.

Wenn Sie in einem leichten Muster üben, d.h. wenn Sie durch die Nase einatmen, sorgen Sie z.B. durch Nasentropfen dafür, dass die Nase frei ist. Beachten Sie, dass Sie solche Tropfen nicht über längere Zeit anwenden, weil die Gefahr einer Abhängigkeit besteht.

Durch die Konstruktion des ATMFro kann das Pneumobalance Atemtraining mit Aromatherapie ergänzt werden zu einem aroma-respiratorischen Training. So können Sie zwei heilende Programme vereinigen. Hierzu füllen Sie Ihre Wassermenge ein und geben in die kleine dafür vorgesehene Halterung 1 bis 2 Tropfen entsprechendes Öl. In diesem Falle soll die Ausatmung nicht so lang sein, 6 bis 10 Sekunden reichen aus bei 15 bis 20 Minuten Anwendungsdauer. Dieses Verfahren können Sie bis zu 15mal wiederholen.

Interessantes am Rande

Fritjof Capra[25] schreibt von der erstaunlichen Gesetzmäßigkeit der Zusammensetzung der Atmosphäre: »Der Anteil des Sauerstoffs in der Atmosphäre hat sich stabilisiert auf 21 %. Dies wirkt gerade so, dass Stoffe leicht entflammbar sind. Wäre der Sauerstoffgehalt bei 15 %, so könnten keine Brände entstehen. Organismen könnten nicht atmen und würden aussterben. Wenn der Sauerstoffgehalt in der Luft auf 25 % steigen würde, so wäre wohl alles verbrannt. Es fänden spontane Entzündungen statt und Feuerbrünste würden alles verschlingen. Die Erde hat im Laufe von mehreren Millionen Jahren den Sauerstoff auf einem für alle annehmbaren Niveau gehalten, für alle Arten von Flora und Fauna.«

---

[25] Fritjof Capra, geb. 1939, österreichischer Physiker, Systemtheoretiker, Philosoph und Autor. Er lebt zurzeit in Kalifornien, USA.

5. Das Rezept des gesunden Atmens. Was jeder wissen sollte!

Eine »Kultur des Atmens« ist für jeden Menschen wichtig, jeder muss das Atmen lernen. Die herrschende Unkenntnis über die Atmung nenne ich die »Mythologie der 3 Atemtypen«, denn sogar Mediziner sind der Meinung, dass Brustatmung, Bauchatmung und Mischatmung (Rippen-Diaphragma-Atmung) natürliche Formen der Atmung darstellen – deshalb also »Mythologie«. Die Bedeutung des Diaphragmas (Zwerchfells) ist so gewaltig, dass ich es als »Königin der Atmung« bezeichne. Diese »Königin« hilft ihren »Untergebenen«. Die Brust- und Zwischenrippenmuskeln dienen nur zur Hilfestellung. Die Praxis zeigt, dass viele Menschen gar keine Vorstellung über diesen einzigartigen Muskel haben. Sehr oft können sie mit dem Begriff nichts anfangen, kennen weder Bedeutung noch Funktion des Zwerchfells und können ihre Atmung nicht regulieren. Sie beherrschen ihre Atmung nicht und können darum nicht richtig atmen.

Das Zwerchfell, die »Königin des Atmens«

Worin besteht die außerordentlich Bedeutung des Diaphragmas, des Zwerchfells? »Diaphragma« als Name eines Muskels ist ungewöhnlich, er weist auf seine besondere Lage hin: Er bildet eine Trennwand, (dia = zwei und phragma = Teil) die unseren Rumpf in Brust- und Bauchraum teilt.

Die Organe, die sich oberhalb befinden, gehören zum Brustraum, die unterhalb liegenden zum Bauchraum. Über dem Zwerchfell befinden sich die Lunge und das Herz, unter dem Zwerchfell der Magen, der Darm, die Leber und die Gallenblase, die Bauchspeicheldrüse, die Milz, die Nieren, die Gebärmutter und die Eierstöcke bei Frauen und bei den Männern die Prostata. Das Zwerchfell unterscheidet sich von anderen Muskeln besonders durch seine spezielle Form.

Die meisten Muskeln sind mit Sehnen an zwei benachbarten Knochen befestigt wie beispielsweise die Muskulatur Ihrer Hände. Das Zwerchfell jedoch ist ein großer und flacher Muskel. Stellen Sie sich eine Scheibe vor, die besondere Sehnen hat: Im äußeren Bereich ist das Sehnenteil des Zwerchfells an den Rippen befestigt und hinten an der Wirbelsäule. Ein weiterer Sehnenbereich befindet sich im Zentrum und

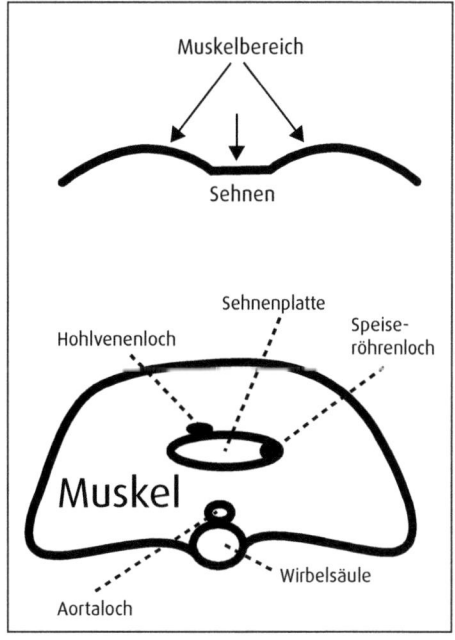

Abb. 14: Das Zwerchfell von vorne und oben (schematisch)

45

bildet dort einen Kreis. Zwischen diesen Sehnenbereichen befindet sich der Muskelbereich. Dieser ungewöhnliche Muskel ist also nur an einem »Ende« am Knochen befestigt, am anderen Ende, im Zentrum der Scheibe, ist er nicht befestigt, sondern frei.

Diese Besonderheit erlaubt es dem Zwerchfell, sich bei seiner Dehnung und Kontraktion (Zusammenziehung) frei zu bewegen. Es bewegt sich bei der Einatmung nach unten und arbeitet dabei wie eine Pumpe. Bei der Ausatmung ist das Zwerchfell entspannt und geht langsam nach oben.

Beim Unterricht mit Kindern sage ich oft, dass das Diaphragma in unserem Innern versteckt und wie ein Regenbogen oder eine Brücke gespannt ist.

Das Zwerchfell hat zwei Kuppeln, eine links und eine rechts, die sich unter dem linken und rechten Lungenflügel befinden. In der Mitte des Zwerchfells befindet sich das beschriebene Sehnenzentrum. Dieses hat Öffnungen, durch die die wichtigsten Blutgefäße – die Aorta und die untere Hohlvene –, unsere Speiseröhre und ein Lymphgefäß führen. Diese Öffnungen oder »Röhren«, die durch das Sehnenzentrum hindurchführen, sind in ein Fettgewebe als Puffer eingebettet. Die Fettkapseln umschießen dicht den gesamten freien Raum um die »Röhren« herum. Der Herzbeutel (Perikard) verbindet das Herz mit dem Zwerchfell.

So hat das Zwerchfell durch seine Lage und Beschaffenheit eine große Bedeutung nicht nur für die Atmung, sondern auch für viele andere Prozesse.

Wie arbeitet das Zwerchfell?

Das Zwerchfell ist der einzige auf die Atmung spezialisierte Muskel, der »Einatemmuskel«. Sind die oberen Atemwege offen, ist der Druck in allen Teilen der Lunge gleich dem atmosphärischen Druck.

Bei der Einatmung spannt sich das Zwerchfell und geht nach unten, der Druck im Innern des Bauchraums steigt an. Wenn das Zwerchfell um einen Zentimeter nach unten geht, entspricht dies einem um 200 bis 300 ml erhöhten Volumen im Brustkorb. Bei trainierten Sportlern kann das Zwerchfell sich um bis zu 12 cm in der Höhe verändern. Bei der Einatmung erweitern sich die Bronchien, die Lungen dehnen sich und erweitern ihr Volumen. Der innere Druck der Lunge wird kleiner als der atmosphärische Druck und die Luft wird eingesogen. Am Ende des Einatmens ist das Zwerchfell gespannt und die Ausatmung beginnt. Während der Ausatmung wird das Zwerchfell entspannt – Ausatmung ist eine passive Phase, wie es auch in allen medizinischen Lehrbüchern dargestellt ist.

Bei der Ausatmung geht das Zwerchfell nach oben, das elastische Gewebe der Lunge gibt nach und der innere Lungendruck erhöht sich, die Luft entweicht nach außen, das Lungenvolumen wird kleiner und es verringert sich der Durchmesser der Bronchien. Diese Lungenfunktion ist »einprogrammiert« und wird durch angeborene Atemreflexe korrigiert. Wenn Sie die Lunge aufblasen, so wird diese Einatmung reflexiv gebremst und die Ausatmung eingeleitet (Hering-Breuer-Reflex). Wenn Sie durch die Ausatmung das Lungenvolumen stark verkleinern, so wird eine tiefe Einatmung ausgelöst, es kommt zum Einatemreflex. Diese Reflexe tragen zu einer ökonomischen Arbeit des Atemsystems bei.

Welchen Nutzen hat die richtige Zwerchfellatmung?

Die richtige Zwerchfellatmung beeinflusst viele Funktionen des Organismus, sie bewirkt die optimale Ventilation der Lunge bei minimalem Energieverbrauch und dient der besseren Säuberung der Lunge, bei Gesunden wie auch bei Erkrankten, z.B. bei Husten, Bronchitis, Asthma, Lungenentzündung, TBC, Bronchioektase oder nach einer Lungen- oder Herzoperation.

Die Blutzirkulation ist direkt mit dem Zwerchfell verbunden. Beim Zusammenziehen des Zwerchfells dehnt sich die Lunge und es geschieht die Einatmung. Auch das Perikard (s.o.) wird dabei erweitert. Im Bauchraum strömt das venöse Blut zum Herzen. Während der Ausatmung geht das Zwerchfell nach oben und dabei strömt das venöse Blut vom unteren Ende des Körpers in die Venen des Bauchraums – das Zwerchfell hat praktisch die Funktion eines »venösen Herzens«.

Atemrhythmus und der Rhythmus des Herzens sind eng miteinander verbunden. Forschungen haben gezeigt, dass das Herz versucht, seine Frequenz dem Atemrhythmus anzupassen. Es wurde das Phänomen der Herz-Atem-Arrhythmie (HAA) festgestellt: bei der Einatmung ist die Pulsfrequenz erhöht, bei der Ausatmung verlangsamt. Deswegen muss der Patient beim EKG die Einatmung zwischendurch anhalten.

Bewegung der Lymphe und Reinigung des Organismus

Wenn Sie das Blutgefäßsystem mit der Wasserversorgung in einem Haus vergleichen, entspricht das Lymphgefäßsystem seinem Kanalsystem. Die Lymphe ist eine spezielle Flüssigkeit im Organismus, die in den Lymphgefäßen strömt und Organe und Gewebe reinigt. Die Kapillaren, die Lymphe führen, beginnen in Organen und Geweben und »sammeln« Schadstoffe. Die Kapillaren münden in größere Gefäße, die zu Lymphknoten führen, in denen Schadstoffe herausgefiltert werden. Endlich vereinigen sie sich zu einem großen Gefäß, dem Lymphsammelstamm, der die gereinigte Lymphflüssigkeit wieder in den Blutkreislauf einspeist. Lange Zeit wurde angenommen, dass nur Muskelkontraktionen bei sportlichen Übungen diesen Lymphstrom stimulieren. Erst 1981 wurde festgestellt, dass das Diaphragma eine Pumpe für das Lymphsystem ist. So ist das Zwerchfell nicht nur ein »venöses Herz«, sondern auch ein »lymphatisches Herz«. Deswegen wird von gut ausgebildeten Trainern zur Korrektur der Körperformen und zur Gewichtsreduktion die Zwerchfellatmung empfohlen. Alle Menschen die die Zwerchfellatmung aktiv praktizieren, haben eine schlanke Figur, einen straffen Bauch und verschwenden weder Zeit noch Geld für Entschlackungsmaßnahmen.

Die Massage der inneren Organe des Bauchraums

Bei der Zwerchfellatmung verändert sich periodisch der Druck im Bauch- und Brustraum. Somit kommt es zu einer natürlichen physiologischen Massage der inneren Organe des Bauchraums. Die massierenden Bewegungen betreffen nicht nur Hohlorgane wie Magen, Gallenblase, Darm, Harnblase und Gebärmutter, sondern auch Nicht-Hohlorgane so wie Leber, Nieren, Bauchspeicheldrüse und Prostata. Dabei verbessern sich ihre Durchblutung und Reinigung sowie die Funktion der glatten Organmuskulatur im Bauchraum.

Beobachtungen der Spezialisten

James S. Gordon[27], Direktor des psychologischen und physiologischen Gesundheitszentrums in Washington, bringt ausnahmslos allen seinen Patienten die Zwerchfellatmung bei, vom schwerkranken Krebspatienten bis zum Schüler, der unter Aufmerksamkeitsdefizit leidet. Sowohl Kosovo-Flüchtlingen als auch Medizinern in seinen Seminaren hat er diese Atemtechnik beigebracht. Langsame und tiefe Atmung ist das beste Mittel gegen Stress, meint Gordon, der auch in der medizinischen Fakultät von Georgetown Psychiatrie unterrichtet. Bei seinen Patienten verlangsamt sich der Herzschlag, sinkt der Blutdruck, die Muskulatur entspannt sich, Unruhe verschwindet und die Gedanken kommen zur Ruhe.

Dr. Andrew Weil[28], Direktor des Programms für integrative Medizin an der Universität Arizona, lehrt diese Technik alle seine Patienten. »*Ich war Zeuge, wie schon allein die Kontrolle über die Atmung wunderbare Ergebnisse erbracht hat, indem sich der Blutdruck senkte, langjährige Verdauungsprobleme verschwanden, innere Unruhe nachließ und die Abhängigkeit der Menschen von Beruhigungsmitteln schwand. Es verbessert sich der Schlaf.*«

---

[26] James S. Gordon ist Autor des Buches: »Comprehensive Cancer Care: Integrating Alternative, Complementary and Conventional Therapies« (»Ganzheitlichen Behandlung von Krebs: Integration von alternativen, ergänzenden und traditionellen Heilverfahren«)

Pamela Peeke[29], Dozentin an der familienmedizinischen Fakultät der Universität des Staates Maryland und Autorin mehrerer Bücher, benutzt ebenfalls diese Atemtechnik in ihrer Arztpraxis. Sie leitet ihre Patienten an Übungen durchzuführen, die zur tiefen Zwerchfellatmung führen.

Im Medizinischen Zentrum der Duke University (Durham, North Carolina) hat Dschoni Saskevich diese Atemtechnik seit 1999 den meisten seiner 18.000 Patienten beigebracht. Ungefähr die Hälfte dieser Patienten hatte Krebs, die anderen hatten andere schwere Krankheiten wie Herzkrankheiten, Mukoviszidose und verschiedene Lungenkrankheiten. An einen seiner dramatischsten Fälle erinnert sich Saskevich: *»Ich kam in das Krankenzimmer und begegnete einem großen Mann, der um jeden Atemzug kämpfte. Der Sauerstoffwert war bei ihm 74, normal ist 90 und höher. Ich habe ihn dazu gezwungen, sich nach hinten anzulehnen und die Füße auf den Boden zu stellen. Die Hand auf den Bauch sollte er die Luft so langsam einatmen, dass der Bauch unter meiner Hand sich während des langsamen Atemzugs hob. Ungefähr nach 6 Minuten änderte sich das Sauerstoffniveau auf den Wert 94 und der Mann konnte ganz ruhig atmen. Ich habe ihm geraten, sich den ganzen Tag zu entspannen, aber es ging ihm schlechter und schlechter. Ich empfahl ihm wie zuvor, einfach mit dem Bauch zu atmen. Wir haben ihn zwar nicht geheilt, aber wir konnten ihn vor der Intensivstation bewahren.«*

Wissenschaftliche Forschungen zur Zwerchfellatmung zeigen, dass Frauen, die diese Technik anwenden, Hitzewallungen in den Wechseljahren um 50 % reduzieren können. *»Die durchschnittliche Häufigkeit der Atemzyklen betrug 16 Zyklen des Ein- und Ausatmens pro Minute«* sagt der Professor für Psychiatrie und Psychologie an der medizinischen Fakultät der Universität Detroit, Michigan, Robert Friedmann, *»aber dank des Atemtrainings konnten diese Frauen auf 7 bis 8 Atemzyklen pro Minute reduzieren«*. Die Zwerchfellatmung vermindert so Wechseljahresbeschwerden und Depressionen.

Dies zeigen auch die Ergebnisse der Forschungen von Elis Doumar, Dozent an der medizinischen Fakultät und Direktor des Zentrums für die physische und psychische Gesundheit von Frauen der Harward-Universität.

Forschungen zeigen weiterhin, dass die Zwerchfellatmung auch bei Kinderlosigkeit wirksam ist. Nach Abschluss des Programms zur physischen und psychischen Korrektur der Gesundheit, in dem 132 kinderlose Frauen verschiedene Methoden erlernten, u.a. auch die tiefe Zwerchfellatmung, Stressregulation und gesunde Lebensweise, wurden 42 % im Laufe von 6 Monaten schwanger – ein hervorragendes Ergebnis. Dieser Meinung ist auch Andrew Weil, der diese Methodik effektiv und kostengünstig nannte.

---

[27] Andrew Weil, geb. 1942, amerikanischer Arzt der integrativen Medizin und Buchautor, Begründer des Arizona Zentrums für integrative Medizin an der Universität von Arizona, USA

[28] Pamela Peeke, Autorin von »Idealgewicht ab 40: Ernährung - Bewegung - Entspannung«, »Fettfalle 40 – Warum Diäten ins Leere laufen« u.a.

Wenn Sie nicht mit dem Zwerchfell atmen

Die Folge falscher Atmung ist das Fehlen der positiven Wirkungen der Zwerchfell-atmung: Die Ventilation der Lunge braucht mehr Kraft und Energie, die Reinigung der Lunge von Schleim, Auswurf und Staub ist erschwert, der venöse Blutfluss und der Lymphfluss verschlechtern sich, was zu venösem Blutstau und zum Lymphstau in den Beinen führt. Wenn das Zwerchfell schwach arbeitet, verringert sich sein Massageeffekt und es entwickeln sich Stauungen in den Organen des Bauchraums wie Gallenblase, Darm und Nieren.

Die Gründe für die Störungen der Zwerchfellatmung sind unterschiedlich, sie haben psychologische und physiologische Ursachen. Leider wird dieser Themenkreis in der populärwissenschaftlichen und medizinischen Literatur kaum behandelt. Physiolo-gische Ursachen von Atemstörungen sind unterschiedlich: Überernährung, Schwan-gerschaft. falsche Körperhaltung, zu enge Kleidung, Rauchen usw.

Für wen ist die Zwerchfellatmung von ganz besonderer Wichtigkeit?

Die richtige Zwerchfellatmung ist für jeden Menschen ohne Ausnahme wichtig und notwendig. Die Zwerchfellatmung ist die ursprüngliche, angeborene Art des Atmens. Alle Neugeborenen, Jungen wie Mädchen, atmen diaphragmal, also mit dem Zwerchfell. Später entwickelt sich durch eine fehlende Atemkultur und als Folge schlechter Gewohnheiten eine falsche Atmung, Brustatmung oder gemischte Atmung. Leider werden nicht alle Menschen über Nacht die richtige Zwerchfell-atmung üben, wir wollen deshalb darstellen, für wen diese Atmung besonders wichtig ist.

Mütter vor, während und nach der Schwangerschaft stehen an oberster Stelle, dann kommen Menschen mit vorwiegend still sitzender Tätigkeit – Büroarbeiter, Fahrer und Passagiere. Es ist z.B. bekannt, dass bei Passagieren in der Touristenklasse schon nach zweistündigem Flug das Risiko einer Venenerweiterung ansteigt und in schweren Fällen eine venöse Thrombose entsteht, an der jährlich weltweit hundert Menschen sterben. Weiterhin sollten Menschen mit Verdauungsstörungen, Atemnot oder Fettleibigkeit, bettlägerige und wenig bewegliche Kranke und Patienten nach Operationen die regelmäßige Zwerchfellatmung bevorzugt üben.

Die richtige Zwerchfellatmung ist auch wichtig für lungenkranke Menschen, die re-gelmäßig inhalieren müssen, und sollte von ihnen schon vor den Inhalationen geübt werden, da diese so besonders wirksam sind.

Physiologie des Atemzyklus

Einatmung	Ausatmung
Diaphragma kontrahiert und senkt sich	Diaphragma ist entspannt und geht nach oben
Druck im Bauchraum erhöht sich	Druck im Bauchraum verringert sich
Druck in den Alveolen ist negativ (-3 bis –5 cm Wassersäule)	Druck in den Alveolen ist positiv (+5 bis +8 cm Wassersäule)
Luft wird in die Lunge eingesogen	Luft entweicht aus der Lunge
Nervensystem: Tonus des Sympathikus erhöht sich	Nervensystem: Tonus des Parasympathikus erhöht sich
Bronchien erweitern sich	Bronchien verengen sich
Pulsfrequenz erhöht sich	Pulsfrequenz verringert sich
Venöses Blut aus den Gefäßen des Bauchraums gelangt in den Brustkorb	Venöses Blut aus den Gefäßen der Beine gelangt in den Bauchraum
Venöses Blut aus den Lungenvenen geht ins Herz	Venöses Blut aus der rechten Herzkammer geht in das System der Lungenarterien
Massage der Organe des Bauchraums	Massage der Organe des Bauchraums

6. »Atmung« in Philosophie und Religion – Beispiele

»Im Atemholen sind zweierlei Gnaden:
Die Luft einziehen, sich ihrer entladen.
Jenes bedrängt, dieses erfrischt,
so wunderbar ist das Leben gemischt...   (Johann Wolfgang von Goethe)

Um uns unsere Atempraxis bewusst zu machen, wollen wir hier Atmung und Atemübungen im Licht der Philosophie und Psychologie betrachten.

Der Mensch möchte seine Tätigkeit mit Sinn erfüllen, sie ist umso produktiver und erfolgreicher, je interessanter sie für ihn ist. Atmung und Atemübungen sind richtungsweisend für die die menschliche Entwicklung und so interessant wie erstaunlich. Nicht zufällig versuchten immer wieder bekannte und berühmte Wissenschaftler, Philosophen und namhafte Ärzte, das Wesen der Atmung zu erfassen und damit die Möglichkeit, die psychische und physische Gesundheit sowohl für den einzelnen Menschen als auch für die Gesellschaft als Ganzes zu entwickeln und zu bewahren.

Viele Wissenschaftler fühlten sich ihnen wesensverwandt und auch Begriffe wie Atem, Seele und Psyche finden sich bei ihnen wieder. Fritjof Capra schreibt z.B.: *»Die Begriffe Seele und Geist haben sich mit der Zeit geändert. Diese zwei Begriffe hatten ursprünglich die Bedeutung Lebenskraft und Bewusstsein. In alten Sprachen sind diese zwei Begriffe das gleiche Wort. In verschiedenen Sprachen kann der Wortstamm beider Begriffe vom Wort für Atmung hergeleitet werden. Das Wort für Geist ist im Sanskrit »atman«, im Griechischen »pneuma« im Lateinischen »anima« und es bedeutet »Atmen«. Dies hat Bezug zu Geist (Latein: spiritus, griechisch: psyche, althebräisch: ruach[29]), was ebenfalls »Atmen« heißt. Auch die Ähnlichkeit von »Atmen« und »Atem« zu »atman« in Sanskrit ist nicht zufällig. Diese alten intuitiven Vorstellungen haben etwas mit Seele und Geist zu tun«.*

In östlichen Philosophien ist die Luft Speicher der Lebensenergie des Körpers. Bei den Hindi heißt die Lebensenergie »prana«, bei den Chinesen »chi«, bei den Japanern »kai«. Aus den Besonderheiten dieser Philosophien in Religion und Medizin entwickelten sich unterschiedliche Atemmethoden, die sich aber in einem wesentlichen Punkt gleichen: Atemübungen sind absolut unentbehrlich bei der Behandlung von Krankheiten und für eine gute Gesundheit.

Zu Recht nannten die alten Weisen die Atmung »Stütze des Lebens« und sagten: »Alle Anstrengungen zum Erhalt der Gesundheit sind, wenn sie ohne Beachtung der Atmung geschehen, wie ein Baum ohne Wurzeln«. Die Philosophien und Religionen des Ostens betrachteten den Menschen schon immer ganzheitlich, verbanden sich mit dem Kosmos und sahen ihn als Teil des Kosmos an.

---

[29] Im Althebräischen ist Hauch, ruach, Atem, Empfindung sogar identisch mit dem Urlaut des Schnarchens, des Röchelns, das sich der Kehle entringt.

Das »Tao« als philosophische Lehre entstand schon sehr früh. In dieser Lehre wird die Atmung, das Chi, als geistige Funktion des Organismus dargestellt, dank welcher der Mensch in alle kosmischen Prozesse einbezogen wird. Im Tao ist eine »Vollkommene Atmung eine Wissenschaft für sich«, nämlich das Tao selbst. Als Ziel der geistigen und physischen Vervollkommnung wurden Übungen ausgearbeitet, auch besondere Atemübungen. Eine alte Tao-Schrift aus dem 4. Jahrhundert sagt: *»Man beginne mit der Einatmung durch die Nase, halte den Atem an, wobei man bis 120 zähle und atme dann durch den Mund aus. Einatmung und Ausatmung sollen ohne Geräusch erfolgen. Vor beide Nasenlöcher halte man eine Schwanenfeder und atme so langsam aus, dass diese Feder nicht zittert. Dies ist die Erste Stufe der Atemkunst. In einer weiteren Stufe erhöhe man nach und nach das Zählen bis 1.000. Dabei wird man merken, dass man nicht älter, sondern jünger wird.«* Im Buch »1.000 goldene Rezepte für Extremfälle« wird die vollkommene Atmung des Tao beschrieben. *»Das Chi schließe man im Diaphragma ein, so dass sich die Schwanenfeder vor der Nase kein bisschen bewegt. Es vergehen 300 Atemzüge, in denen die Ohren nichts hören, die Augen nichts sehen, das Herz nichts spürt – und dann bist du unempfindlich gegen Kälte und Hitze, Bienen und Skorpione können dich nicht vergiften. Du wirst 360 Jahre leben.«*

Im Buch »Tao der Liebe« wird das vollkommene Atmen beschrieben als wichtigste Komponente zur Aufrechterhaltung der Gesundheit. Diese vollkommene, innere Atmung wird »Embryo« genannt im Vergleich mit der Atmung eines Ungeborenen. Spricht man von der vollkommenen Atmung, so ist eine Atmung gemeint, bei der der Unterschied zwischen Einatmung und Ausatmung praktisch verschwindet. Das ist das zentrale Prinzip der medizinischen Tao-Therapie. Auch Tibetische Lamas messen dem Atmen eine hohe Bedeutung zu: *»Atmen ist ein Pferd, der Geist sein Reiter«* – So bewerten sie das Verhältnis der Atmung zur Persönlichkeit des Menschen. Derjenige, der die Atemtechnik beherrscht, erwirbt Körperkraft und hat die Macht über seine Sexualität und seine Süchte.

Da die Atmung auf Körper und Geist wirkt, hat sie in der östlichen Religion und Medizin eine hohe Bedeutung auch für die meisten Arten der Meditation, für die eine vollkommene diaphragmale Atmung Grundlage ist.

Aus der alten Atemgymnastik entwickelte sich eine eigene Technik, die heilende Gymnastik »Chi-Gun«, übersetzt: »Atemarbeit«. Sie nutzt die Prinzipien alter Lehren, ihre Grundidee ist die Anerkennung der Ganzheitlichkeit des Organismus, die untrennbare Einheit des geistigen Anfangs »Seng« und der Lebensenergie »Chi«. In der Vorstellung der fernöstlichen Medizin zirkuliert die Energie in Kanälen, den Meridianen, Krankheiten entstehen durch Blockaden dieser Zirkulation. Zur Gesundung muss die Zirkulation der Energie wieder hergestellt werden. Die heilende Wirkung des »Chi-Gun« hängt von der Beherrschung der diaphragmalen Atmung ab.

Benutzt wird ausschließlich das Zwerchfell. Während der Atemübungen wird die Zunge an die Kuppel des Gaumens gedrückt wird, was zwei Meridiane zusammenführen soll.

Begonnen wird mit einfachen leichten Übungen. Der Übende vervollständigt nach und nach seine Atmung und erreicht am Ende die 6. Stufe. Diese 6. Stufe des Chi-Gun ist die innere Atmung, die vergleichbar ist mit der »Atmung eines Embryos im Mutterleib«. So verbessert sich nicht nur die körperliche Verfassung, es wird von den Chi-Gun-Praktizierenden auch die Versetzung in einen Zustand absoluter Ruhe als eine der wichtigsten Wirkungen beschrieben. Forschungen zeigen, dass dabei ein Gefühl von emotionaler Leichtigkeit und Zufriedenheit entsteht und durch die Wirkung der Chi-Gun-Atmung auf die Mechanismen des Gehirns sich dieses im Zustand größter Aktivität befindet. Die Übungen führen zu verbesserter Regulation des Nervensystems und helfen, Bewusstsein und Psyche zu kontrollieren und zu korrigieren.

Die bekannte Gymnastik «T'ai Chi» (Das höchste Letzte) empfiehlt die Nutzung der »tiefen« (diaphragmalen), »feinen« (weichen und geräuschlosen), »langen« (verlängerten Einatmung und Ausatmung) und »gleichmäßigen« Atmung. Genau diese Atmung in Zusammenhang mit weichen fließenden Bewegungen führt zur Korrektur des Zustandes des Gesamtorganismus.

Im 6. Jahrhundert nach Christus begann sich die Lehre des Zen zu entwickeln. Diese Philosophie und Religion wollte das Wesen des Menschen erklären. Als höchste und wichtigste Form, sich selbst zu begreifen, wurde die Meditation gesehen. In dem weiten Programm der Meditation gibt es 112 Wege, sich letztlich selbst zu verstehen. Davon sind die ersten 4 Wege der Atmung gewidmet!

Die Lehre des Buddhismus wie auch andere Religionen und Philosophien des Ostens sind auf die Vervollkommnung des Individuums gerichtet. Die Menschen streben danach, einen Zustand des Nirwana zu erreichen – einen Zustand der Freiheit von den Qualen und Nöten des irdischen Daseins. Nach den Lehren des Buddhismus können die Befreiung vom Körper und seine Beherrschung durch die Kontrolle von Ein- und Ausatmung erreicht werden. Disziplin beim Atmen ist ein bewährtes Mittel, negativen Emotionen und Handlungen entgegen zu wirken. Deswegen wurde z.B. den Samurai empfohlen, bevor sie wichtige Entscheidungen zu treffen hatten, pro Minute 7 Atemzüge zu machen und erst danach eine Antwort zu geben. Eine vollkommene Kontrolle über das Atmen eröffnet die Möglichkeit, sich vom Körper zu befreien und das Geheimnis der Regulation der Prozesse des Organismus und seine Tätigkeit zu beherrschen. Über Jahrhunderte bewährte Prinzipien und Praktiken zur Regulation der Energetik des Organismus durch Atemübungen bilden die Grundlage von fernöstlichen Methoden der Gesundheitsfürsorge und von Kampfsportarten (wie Aikido, ChiGong, Karate, usw.).

Auch in uralten indischen Büchern und Epen – »Veda«, »Mahabharata«, »Ramajana« – wird dem Atmen viel Aufmerksamkeit gewidmet. Die Atmung ist bedeutsam sowohl für die großen Fragen des Lebens als auch für die des Alltags. Das »Prana« ist eine Atem-Yoga-Schulung zur Regulierung der Energie, ohne das ein Mensch nicht existieren kann. Prana wird beim vollen Atmen durch die Nase aufgenommen. Dafür wurde eine spezielle Atempraktik ausgearbeitet, das »Pranajama« – der wichtigste Teil jeder Yoga-Praktik. Höchste Aufmerksamkeit wird dem Atemrhythmus gewidmet, der Zusammenarbeit zwischen Herz und Atmung. Rhythmisches Atmen gilt als bestes Mittel gegen Überanstrengung und Müdigkeit. Die Atmung nennt sich »Sukha Purvak« und folgt dem Muster Einatmung – Pause – Ausatmung – Pause. Ihr höchste Ziel ist, den Zyklus zu verlängern auf 20 Sekunden – 80 Sekunden – 40 Sekunden – 20 Sekunden. Der gesamte Atemzyklus beträgt also 160 Sekunden! So soll der Mensch seine Atmung weiter und weiter verbessern, was sich bei Messungen zur Kraft des Atmens niederschlägt.

Die Verbesserung der Atmung soll nicht nur die körperliche Gesundheit verbessern, sondern auch zur Entwicklung neuer Fähigkeiten des Menschen führen. In alten Yogaschriften wird z.B. die Grundkraft des Atmens mit 11 angegeben, was die willentliche Kontrolle über die Atmung bedeutet. Die Kraft von 7 bedeutet die Weiterentwicklung der normalen Sehkraft zum Hellsehen. Bei der Kraft von 4 Einheiten entwickeln sich Fähigkeiten, acht magische Kräfte zu erwerben. Bei 3 eröffnet sich die Fähigkeit, die Wahrheit des Daseins zu begreifen und bei 1 wird die Fähigkeit der Transzendenz erreicht und das Leben in einem Astralkörper für Jahrtausende. Um die Unsterblichkeit zu erreichen, muss die Atmung auf ein absolutes Minimum reduziert werden. Vor einigen Jahrhunderten war die Praxis von Pranajama und Yoga weit verbreitet. Wissenschaftliche Forschungen auf diesem Gebiet zeigen zweifelsfrei die gesundende Wirkung auf den Menschen. Deswegen können wir einem Yogameister zustimmen, der sagte: *»Nur eine Generation richtig atmender Menschen würde eine Gesellschaft ohne Krankheiten bedeuten. Krankheiten würden dann zur Seltenheit, sie würden als Ausnahme betrachtet!«*

Die Atmung wurde gesehen als Verbindung des körperlichen, seelischen und geistigen Anfangs des Menschen. Auch viele Philosophen des Westens sahen die Atmung als Symbol des Lebens. Die alten Griechen glaubten, die Seele des Menschen befände sich auf dem Diaphragma – in der griechischen Sprache haben Begriffe wie Seele, Bewusstsein, Geist, Stimmung und der Name des Diaphragmas eine ähnliche Bedeutung und einen ähnlichen Klang, sie kommen vom Wort »Phrein«. Der Arzt Alkmaion[30] von Kroton benutzte die Lehre des Philosophen Anaximenes[31] über die Luft und entwickelte ein Pneumosystem der Medizin, die Pneumologie. Nach dieser Theorie ist die Luft die Erstmaterie und der menschliche Organismus und die ganze Natur bestehen aus Luft. Er sagte, unser Gehirn sei ein Organ der Psyche.

[30] Alkmaion von Kroton, griechischer Naturphilosoph und Arzt des 5. Jh. v. Chr.
[31] Anaximenes, griechischer Naturphilosoph des 6. Jh. v. Chr.

Sein Schüler Diokles von Karystos[32] glaubte, dass die Luft nicht nur die Lungen durchdringe, sondern auch die Poren der Haut. Die Entwicklung von Krankheiten führte er auf eine Störung des Pneumaflusses im Körper zurück, die Luft nimmt nicht nur an der Atmung teil, sondern sie ist auch der Beginn unserer Seele.

Der namhafte Arzt Galenos von Pergamon[33] entwickelte innerhalb seiner wissenschaftlichen Tätigkeit die Pneumologie weiter. Ein bekannter Satz von ihm lautet: »Ein guter Arzt ist gleichzeitig ein Philosoph«. Seine Ansichten waren wesentlich geprägt durch die Vorstellungen der fernöstlichen Medizin über Energie, Chi und Prana – er meinte, dass »Pneuma« die gesamte Materie durchdringt und den Organismus des Menschen belebt.

Platon[34] brachte in seinen Werken zum Ausdruck, dass die Seele des Menschen unsterblich ist. Er beschrieb die unsterbliche Seele als einen überall fließenden Hauch. Theophrastos[35] schrieb ein Buch »Über das Atmen«, Straton[36] ebenfalls »Über Atmen«. In ihren Werken beschreiben sie, wie durch kontrollierte und regulierte Atmung der Gesundheitszustand des Menschen entscheidend beeinflusst werden kann. Der Tod des Philosophen Diogenes[37] wurde folgendermaßen beschrieben: *»Er nahm seinen Tod an, indem er die Zähne auf die Lippen drückte und den Atem anhielt«*, auch Zenon[39] *»verstarb auf der Stelle, indem er seinen Atem anhielt«*. Beide zeigten damit, dass die kontrollierte Atmung auf den Zustand des Menschen wirkt. In diesen Fällen sollte man meiner Meinung nach nicht von Tod sprechen, sondern von einem bewussten Übergang ins Jenseits. Die ionische Philosophie sprach über die Einheit von Atmen und Seele. So setzten die Anhänger dieser Schule Atmung mit Seele gleich. *»Deswegen lebt die Seele nach dem Tode weiter, aber die Atmung ist zerstörbar. Nicht zerstörbar ist nur die Seele des Ganzen, dessen Teile die Lebewesen sind.«*

Antipatros[38] (in »Über die Seele«), Zenon und Poseidonios[40] glaubten, die Seele sei ein warmer Hauch, der uns beseelt, in dem wir uns bewegen. Gott sei ein lebendes Wesen, unsterblich und grenzenlos. Er verbreitet sich im Äther. Ihrer Meinung nach spüren wir den Hauch, der von seiner Ganzheit zu unseren Sinnesorganen führt. Sie glaubten, Leidenschaften des Menschen würden durch seine Atmung beeinflusst. Pyrrhon von Elis[41] sprach von leichter und schwerer Atmung. Epikur[42] verglich die Seele mit einem bewegten warmen Atemfluss.

---

[32] Diokles von Karystos, griechischer Arzt des 4. Jh. v. Chr.
[33] Galenos von Pergamon, griechisch-römischer Arzt, genannt Galen, erfasste die »Methodi medendi«,129 – 216 n. Chr.
[34] Platon, griechischer Philosoph des 5. Jh. v.Chr.
[35] Theophrastos, griechischer Philosoph und Naturforscher des 4. Jh. v.Chr.
[36] Straton, griechischer Philosoph des 3. Jh. v. Chr.
[37] Diogenes, griechischer Philosoph des 4. Jh. v. Chr.
[38] Antipatros, griechischer Philosoph des 2. Jh. v. Chr., Nachfolger des Diogenes
[39] Zenon, griechischer Philosoph des 5. Jh. v. Chr.
[40] Poseidonios, griechischer Universalgelehrter des 1. Jh. v. Chr.
[41] Pyrrhon von Elis, griechischer Philosoph des 3. Jh. v. Chr.
[42] Epikur, griechischer Philosoph des 3. Jh. v. Chr.

Der Arzt und Philosoph Miguel Serveto[43], Autor von »Christianismi restitutio« (1553) schrieb: *»Die Luft nenne ich Geist, der in der Sprache der Religion einen besonderen Namen trägt... den Geist des Lebens. Er nimmt seinen Anfang im linken Magen des Herzens, die Lungen tragen hauptsächlich zur Gewinnung der Wärmekraft bei...«.* Wahrscheinlich hätte er noch weitere Entdeckungen auf dem Gebiet von Atmung und Blutkreislauf gemacht, wenn nicht die Inquisition seinem Leben ein Ende gesetzt hätte. Nicht einmal auf dem Scheiterhaufen nahm er seine Überzeugungen zurück. Der Philosoph Immanuel Kant widmete sich auch den Fragen der Anwendung von Atemtraining zur Behandlung von Krankheiten. Friedrich Nietzsche beschäftigt sich ebenfalls damit. Seiner Meinung nach ist die Luft die höchste Form der Materie, aus der die Freiheit des Menschen gewebt ist. Nach Nietzsche ist die frische und scharfe Luft der Berge für den Geist besonders fruchtbar.

Interessant sind auch die Aussagen von Emanuel von Swedenborg[44] zur Atmung. Er hatte ein bewegtes Schicksal, war ein talentierter Wissenschaftler und Mitglied mehrerer wissenschaftlicher Gesellschaften Europas. In seinem 56. Lebensjahr erlebte er als Naturwissenschaftler eine ungewöhnliche Transformation, durch die er zu einem der bekanntesten europäischen Geistlichen und Theologen wurde. In seinen Werken »Über Gottesliebe« beschreibt er die Beschaffenheit von Lunge und Luftröhre und ihre Funktion und den Bezug zum Atemprozess, zur Ventilation der Lunge und anderen physiologischen Prozessen (Durchblutung, Bewegung, Sprache u.a.). Swedenborg unterstreicht, dass in einem Menschen alles dem entspricht, was bereits im Himmel vorhanden ist. Herz und Lunge entsprechen zwei Königreichen des Himmels. In seinen Werken über »Gottes Weisheiten« bemerkt er, dass *»die Lunge dem Verstand entspricht und das Herz dem Lebenswillen. Das bedeutet, Wille und Verstand beginnen beim Menschen erst mit der Öffnung seiner Lunge, nicht vorher... Seele oder Geist der Lunge ist die Atmung, sie entspricht dem Verstand. Deswegen heißt es im Wort Gottes, ein Mensch soll Gott lieben mit ganzem Herzen und ganzer Seele. Er soll ihn lieben mit seinem ganzen Willen und Verstand, so wie Gott im Menschen Herz und Geist erschaffen hat. Daher wurde über Adam gesagt, dass Gott ihm sein Leben eingehaucht hat. Er hat ihm seine Seele gegeben, was bedeutet, dass Gott ihm sein Wesen gab. Aus demselben Grund hat der auferstandene Jesus bei seinen Jüngern Ähnliches getan, indem er sie anhauchte und sagte: «Empfangt den Heiligen Geist« (Joh. 20,22). Das Anhauchen bedeutete, Verstand zu empfangen. ... Seele und Geist wurden als Atem angenommen. Im Sprachgebrauch heißt es, dass ein Mensch beim Sterben Seele und Geist verliert, weil er seinen Atem loslässt. ... Außerdem bedeutet Geist (Spiritus) in vielen Sprachen der Geist im Himmel. Dazu gehört auch der Wind. ... Daher haben manche Menschen die Vorstellung, dass Geist und Seele im Himmel wie ein Wind sind und die Seele nach dem Sterben wie ein Hauch. Auch stellt man sich Gott selbst wie einen Hauch vor, weswegen er auch Großer Geist genannt wird.«*

[43] Miguel Serveto, spanischer Arzt 1511 bis 1553 n. Chr., Gelehrter und Humanist, wurde als »Ketzer« von Calvin in Genf verbrannt
[44] Emanuel von Swedenborg, 1688 bis 1772, schwedischer Wissenschaftler, Mystiker und Theologe

Über die Erlebnisse während seiner geistigen Transformation schreibt er: »*Der Geist ist wie ein Mensch. Er hat ein Herz mit Puls und eine Lunge mit Atem. Nach dem Tod ist man ein ätherisches Wesen, ein Luftwesen, ohne menschlichen Körper. Die Engel stellen die Lunge des Himmels dar. Mir wurde es gegeben, von Geistwesen – Engeln zu erfahren, deren Puls sich nach der Liebe, dem Atem und der Weisheit richtet. Ich habe mehrmals ihren warmen Atem gespürt. Ich wurde zu diesem Atem meines Geistes geführt und habe deutlich den Atem der himmlischen Engel gespürt. Mir wurde ganz klar, dass der Himmel und jeder einzelne Engel atmet. Aber in unserem irdischen Leben lassen wir den Geist des Atems los, damit er in der himmlischen Sphäre weiterlebt, atmet. Auch war es dem Engel gegeben, meinen Atem zu steuern, ihn zu verringern und nur ganz leise auszuströmen. Er war so sehr verlangsamt, das nur noch der Atem meines Geistes spürbar war. Jedes Mal, wenn ich im Geist geatmet habe, war ich im selben Zustand wie die Geister und die Engel selbst.*«

Wir sehen, dass der Autor Swedenborg uns hilft, den Prozess des Atmens zu verstehen als einheitlichen Prozess des Kosmos. Er begründet dies nicht nur mit theoretischen Kenntnissen, sondern auch mit eigener körperlicher und geistiger Erfahrung. » *... der ganze Himmel ist in zwei Gesellschaften unterteilt, nach dem Grad der Liebe und die ganze Weisheit und das ganze Wissen sind mit diesem Gefühl abgestimmt ... jede Gesellschaft ist mit einem eigenen besonderen Atem ausgestattet, der sich vom Atem der anderen Gesellschaft in seiner Art und auch im Herzschlag unterscheidet. Deswegen kann keiner von einer Gesellschaft in die andere wechseln, Atmung und Herz würden sonst bedroht. Auch kann keiner von der Hölle in den Himmel gelangen. Wer dies versucht, atmet wie ein Sterbender im Todeskampf oder wie ein Fisch auf dem Trockenen. Der universale Unterschied in Herzschlag und Atmung stimmt überein mit der Vorstellung von Gott, weil aus dieser Vorstellung die Unterschiede in Liebe und Weisheit entstehen. Die Atmung ist leicht und weich bei Christen im Glauben, dass Gott der Gott des Himmels ist. Die Atmung ist mühsam und schwer bei denjenigen, die nicht glauben.*«

Entschuldigen Sie bitte, dass dies alles einen so großen Raum einnimmt, aber die Werke von Swedenborg sind interessant, jedoch nur schwer zugänglich.

Auch in Werken russischer religiöser Philosophen kann man Gedanken über die Atmung finden. In »Der Platz des Christentums in der Geschichte« von W. W. Rosanow[45]: »*Nicht nur aus religiöser Sicht sondern auch aus wissenschaftlicher Sicht wäre es richtig anzuerkennen, dass in uns der Atem des Schöpfers von Himmel und Erde ist, dank dessen wir leben. Er ist eine ganz besondere Quelle des Guten, die wir in uns spüren. Wenn sie versiegt, ist dies der Grund für alles Dunkle, das wir in der Geschichte unseres Lebens finden.*«

[45] Wassili Wassiljewitsch Rosanow, 1856 bis 1919, russischer Religionsphilosoph und Publizist

Der russische Philosoph Wladimir Solowjow[46] schreibt in seinem Werk »Begründung des Guten. Ethische Philosophie«: *»Die Atmung ist Grundlage des Lebens und ein beständiges Mittel der Kommunikation unseres Körpers mit der Umwelt. Wir wollen, dass unser Geist über unseren Körper die Macht hat. Die Macht des Geistes über unseren Körper besteht aber nur dann, wenn diese Grundfunktion unter Kontrolle unseres menschlichen Willens ist. Dieses Bewusstsein war schon im Altertum vorhanden und hat zu verschiedenen asketischen Methoden des Atmens geführt. Die Praxis und Theorie solcher Übungen finden wir bei den indischen Einsiedlern, aber auch bei Magiern ganz alter und auch jüngster Zeit und bei den Mönchen von Avon und anderen Klöstern solchen Typus... Atemkontrolle verlangt nur einfach gut ausgebildet zu sein ... die erworbene Macht über die organischen Funktionen verstärkt zweifelsfrei die Geisteskraft und ist eine gute Voraussetzung für weitere asketische Erfolge.«*

In der christlichen Lehre wird die göttliche Bedeutung des Atmens unterstrichen, so ist z.B. in der christlichen Literatur geschrieben: *»Jeder Atemzug ist ein Lob Gottes ... Er hat den Menschen erschaffen aus Erde und hat ihm das Leben eingehaucht ...«* (Gen 2,7) und *»der Geist atmet, wo immer er will. Man hört seine Stimme. Man weiß nicht, woher er kommt und wohin er geht«* (Joh. 3,8). *»Das Schicksal der Menschensöhne und das der Tiere ist eins. Die Ersteren sterben und die anderen auch, das Atmen ist bei allen«* (Koh 3,19).

Der zeitgenössische Psychologe Neil Douglas-Klotz[47] übersetzt in seinem Buch »Das Vaterunser: Meditationen zum kosmischen Jesusgebet«, die Worte Jesu aus der von ihm gesprochenen aramäischen Sprache[48]. Eine bekannte Übersetzung lautet: *»Selig sind die Armen im Geiste«*, aber im Original hieße es, wie Neil Douglas-Klotz bemerkte: *»Glücklich und gesegnet sind die, die ihre Bleibe im Atem gefunden haben.«*, was einen anderen Sinn ergäbe. Nach Meinung von Guy Hendricks führt uns die bewusste Atmung auf die höchste Stufe unserer Existenz, die Vereinigung von Körper, Geist und Bewusstsein. In der Literatur kann man auch noch eine andere Übersetzung finden. Dem entsprechend sind die Äußerungen von Jesus *»Selig sind die Armen im Geiste«* folgendermaßen aus dem Aramäischen übersetzt: *»Selig, die im Atmen bewandert sind«* Die Atmung ist Quelle und Symbol des Lebens. Die mystischen Traditionen zeigen uns, dass durch die Beherrschung des Atmens der Sinn des Lebens entdeckt werden kann, die Einigkeit von Außen und Innen, von Gott und Mensch. Im Koran ist über Jesus Christus geschrieben: *»Jesus, der Sohn Mariens, ist ein Gesandter des Höchsten und sein Wort. Gott hat ihn in Maria gegeben. Ihn – Gottes Atem.«*

---

[46] Wladimir Sergejewitsch Solowjow, 1853 bis 1900, russischer Religionsphilosoph und Dichter

[47] Neil Douglas-Klotz, geb. 1951. Sein Lebensweg und seine Arbeit verbinden christliche und jüdische Wurzeln mit der Weisheit des Nahen Ostens

[48] Aramäisch war keine Schriftsprache. Übersetzungsversuche werden als problematisch angesehen und können nicht eindeutig sein.

Zeitgenössische Arbeiten zeigen interessante Gedanken über die Bedeutung des Atmens für das Leben jedes einzelnen Menschen und für das Leben der Gesellschaft und des Kosmos. Omraam Aïvanhov[49] bemerkt: *»In der Natur atmet alles – Tiere, Pflanzen, und Erde. Der Rhythmus der Erde erstreckt sich über mehrere Jahre. Die Erde ist lebendig – sie atmet und die Sterne atmen auch ... Gott atmet ... Einatmung und Ausatmung Gottes erstrecken sich über Milliarden von Jahren. Durch Menschen atmet Gott viel schneller. Im Kosmos ist sein Atem viel langsamer. Je länger also unser Atemzyklus ist, umso näher sind wir Gott.«*

Pjotr Dinow[50] schreibt in »Gesundheit und Krankheiten« (1998) den Fragen der Atmung eine besondere Bedeutung zu. *»Die Luft – ein Speicher der Energie Gottes. Die Luft – der größte Raum, in der das Leben seine Energie speichert ... ohne Luft gibt es kein Leben. Das Leben, in der Luft verborgen, ist ein Band zwischen Gott und der menschlichen Seele. Wenn man Luft einatmet, so sage man in Gedanken: Gott ich danke dir, dass du die Luft gesegnet hast. Diesen Segen nehme ich auf mit der Luft. Bei der Ausatmung sage: Gott, ich danke dir, dass du in mir deinen Segen ließest ... Die Kraft des Menschen ist im richtigen Atmen verborgen. Die Atmung ist mit Gedanken und Gefühlen verbunden. Wer richtig atmet, der denkt und fühlt richtig. Dies ist ein Weg der menschlichen Entwicklung. Beobachten Sie, wie ein Mensch atmet, und Sie werden merken, dass bei verschiedenen Zuständen und Gefühlen der Mensch auch verschieden atmet. Unter normalem und richtigem Atmen versteht man normale Empfindungen und richtiges Denken. Wie die Gedanken eines Menschen, so ist auch sein Atem. Die Atmung ist ein zweifacher Prozess, ein physiologischer und psychologischer. Das Endziel des Atmens, als psychischer Prozess betrachtet, ist die Reinigung der Gedanken ... Wer schnell atmet, hat einen schwachen Willen. Benutzen Sie Ihren Willen beim Atmen und verkleinern Sie nach und nach die Anzahl der Atemzüge pro Minute! ... Wer seinen Willen stärken will, muss langsamer atmen.«*

Die Menschen stellen sich die Atmung als Attribut des Lebens vor, so absolut natürlich, dass sie über die Bedeutung des Atmens nicht einmal nachdenken.

Lieber Leser, wie wir gehört haben ist die Atmung eine zentrale Funktion des Organismus. Deswegen können wir mit Recht das Atmen als wichtigstes, grundlegendes und vitales Bedürfnis bezeichnen. Besonderheiten des Atmens und die Funktion des Atmens sind biologische Bedürfnisse, nämlich die nach Sauerstoff und Kohlendioxid. Bekanntlich hat die Balance dieser Gase physiologischen Einfluss auf die Regulation des Gasaustauschs und auf die Zellatmung, eine ungewöhnliche Dualität.

Lassen Sie uns jetzt über den wichtigen Begriff »Freiheit der Atmung« sprechen. Darunter wird im Allgemeinen die volle (aktive und freie) Atmung als ein Symbol der persönlichen Freiheit verstanden. Mit freier Atmung ist eine energische aktive Atmung mit voller Brust gemeint. Aber nach genauerer Betrachtung der Geheim-

[49] Omraam Mikhaël Aïvanhov, 1900 bis 1986, bulgarischer spiritueller Meister
[50] Pjotr Dinow, 1864 bis 1944

nisse der Weisheit der Völker, zeigt sich, dass Gott nur dem Menschen die Freiheit gab, sein Verhalten und seinen Zustand selbst zu regulieren. Jetzt wird der wahre Sinn des Begriffs »Freies Atmen« klar. Die Freiheit der Atmung besteht darin, dass der Mensch frei wählend seine Atmung regulieren kann, er ist nicht in blinder Abhängigkeit seiner angeborenen Reflexe.

Mehrmals wurde mir die Frage gestellt: *»Wie hängen der Glaube an Gott und Atemübungen zusammen?«* Aus meiner ärztlichen Praxis, der Behandlung meiner Patienten und aus meiner Erfahrung mit Gläubigen und Kirchendienern verschiedener Konfessionen kann ich nur positiv antworten: *»Vor dem Atmen wie auch vor Gott sind wir alle gleich.«* Vorrangig sind bedeutende Verbesserungen des Nervensystems und des psychischen Zustands zu erwähnen. In Form einer religiöse Metapher kann gesagt werden, dass die Atmung ein unsichtbarer Faden im Leben des Menschen ist, der ihn immer mit Gott verbindet.

Aus der Bibel: *»Und Gott schuf den Menschen aus dem Staub der Erde und hat ihn mit dem Atem des Lebens angehaucht, so bekam er eine lebendige Seele«* (Gen 2,7). Wenn ich gefragt werde, zu welcher Tageszeit bewusst geatmet werden soll, so antworte ich manchmal: *»Atmen ist wie ein Gebet. Die beste Zeit ist vor dem Schlafengehen und nach dem Aufwachen.«*

Gläubige halten ihre Atem-Seance vor dem Schlafengehen und auch sofort nach dem Schlaf. Morgens beten sie zuerst und machen ihre Atem-Seance anschließend. Atemübungen werden nicht selten von Menschen angewandt, die es gewohnt sind zu meditieren. Sie machen zuerst ihre Atem-Seance und danach die Meditation. In zahlreichen medizinischen, künstlerischen und philosophischen Arbeiten wird ein und derselbe Gedanke verfolgt: *»Der Mensch hat ein großes Potential sich zu vervollkommnen, geistig, physisch und charakterlich. Um sich der Vollkommenheit zu nähern, sind Atemübungen nützlich und notwendig.«*

7. Fragen und Antworten

Frage 1

Welche Empfindungen können beim Pneumobalance Atemtraining auftreten?

Antwort: Bei den Übungen zur Atemgymnastik kann ein Gefühl von leichtem Lufthunger entstehen – ähnlich wie z. B. bei schnellem Gehen oder Laufen. Nervenzellen und Chemorezeptoren reagieren auf die Veränderung der Gasmischung der Luft in der Lunge und werden erregt, so dass dieses Gefühl entsteht. Bei Anfängern ist es nicht selten, dass kurzzeitig ein Zustand auftritt, der einem leichten Schwindel ähnelt. Auch können Sie ein Wärmegefühl in Füßen und Händen spüren oder anfangen zu gähnen, es kann ein verstärkter Speichelfluss entstehen oder ein kurzer Husten. Wenn solche Erscheinungen auftreten, unterbrechen Sie bitte die Übung für 1 bis 2 Minuten.

Frage 2

Kann sich der allgemeine Zustand einer Krankheit durch die Übungen verschlechtern?

Antwort: Während des Atemtrainings wird ein Prozess der Sanogenese beobachtet, die Selbstheilung beginnt mit einer Selbstreinigung des Organismus. Kranke Organe und Gewebe reinigen sich so auf natürliche Weise. Besonders effektiv reinigen sich Lungen, Darm und Leber. Langsamer und unmerklicher geschieht die Reinigung in Gelenken, Haut und anderen Organen und Geweben. Unser Organismus erneuert sich ständig! Rote Blutkörperchen, die Erythrozyten, erneuern sich alle 90 Tage, der volle Zyklus der Erneuerung des Organismus beträgt aber 7 Jahre. Diese andauernde Erneuerung ist der »Schlüssel« zur Verjüngung des Organismus durch Atmung. Bei chronischen Entzündungen wie Parodontose, Zahnentzündung, Nasennebenhöhlenentzündung, Mandelentzündung, Bronchitis und Nierenbeckenentzündung kann zunächst eine leichte Verstärkung der Krankheitszeichen auftreten. Dies ist das Ergebnis der Aktivierung des Immunsystems. In solchen Fällen ist eine spezielle Therapie erforderlich, evtl. sogar mit Antibiotika. Während der Wiederherstellung von kranken Organen und Geweben wie Gelenke, Herzmuskulatur und Nerven treten manchmal kurzzeitig ungewöhnliche und befremdliche Empfindungen auf. Dies geht von selbst vorbei.

Frage 3

Ich praktiziert schon längere Zeit eine andere Atemmethode und möchte nun diese Methode der Pneumobalance erlernen. Wie soll ich mich verhalten?

Antwort: Wenn Sie regelmäßig und über eine längere Zeit eine andere Atemmethode praktiziert haben, hat sich Ihr Organismus darauf einstellt. Die Systeme des Organismus sind »eingerichtet« auf diese Art und Weise der Stimulation, diese Aktivierung und dieses Training. Deswegen ist es nicht wünschenswert, diese Übungen abrupt zu unterbrechen oder ganz damit aufzuhören, sondern es ist sinnvoll, diese zu ergänzen. Führen Sie z.B. das Pneumobalance Atemtraining am Abend durch und praktizieren Ihr gewohntes Training im Laufe des Tages. In der Sportmedizin ist bekannt, dass verschiedene Trainingsformen nebeneinander durchaus sinnvoll sind, umso besser und sicherer ist das Resultat. Bei einem solchen Kompromiss und einer solchen Kombination erhöht sich letztlich nur die Fitness Ihres Organismus. Mit der Zeit werden Sie feststellen, welches Atemtraining für Sie besser passt.

Frage 4

Wie lange und wie muss ich mit dem ATMFro trainieren? Wie regelmäßig muss ich die Übungen durchführen?

Antwort: Wenn Sie gesund sein möchten, müssen Sie sich ständig um Ihre Gesundheit kümmern. Sie können sich auch nicht nur einmal waschen und lebenslang sauber sein, nicht nur einmal essen und lebenslang satt sein. Deswegen müssen Atemübungen regelmäßig durchgeführt werden. In den ersten 3 bis 4 Monaten, bei Schwerkranken 5 bis 6 Monaten, sollten Atemübungen täglich durchgeführt werden als Heilanwendung. Im Weiteren sind sie 2 bis 3 Mal pro Woche als Prophylaxe anzuwenden.

Frage 5

Darf ich das Training unterbrechen und wie lange und wie sollte ich nach einer Unterbrechung weiter üben?

Antwort: Normalerweise beeinträchtigen kurze Unterbrechungen von bis zu 7 Tagen den Heilungserfolg nicht. Bedingung ist, dass diese Zeit der Unterbrechung stressfrei und nicht übermäßig gegessen oder Alkohol getrunken wurde. Nach solchen kurzen Unterbrechungen können Sie das Training am alten Punkt wieder aufnehmen.

Wenn die Unterbrechung 10 Tage oder länger war, wie z. B. durch einen Urlaub, werden Rückschritte erforderlich.

Nehmen Sie das Training in einem anderen Muster wieder auf: verringern Sie das Wasservolumen um 3 bis 5 ml und reduzieren die AAD (Dauer eines Atemzyklus) um 20 bis 30 %.

Frage 6

Warum soll ich das Training am Abend vor dem Schlafengehen durchführen und nicht zu einer anderen Tageszeit?

Antwort: Unsere Erfahrung zeigt, dass die Übungen am Abend vor dem Schlaf effektiver sind. Atmen mit verlängerter Ausatemphase hat eine sedierende, beruhigende Wirkung auf das Nervensystem. Die Übungen werden helfen, die Schlafqualität zu verbessern und helfen gegen Schlaflosigkeit. Während des Schlafs regenerieren sich unser Gehirn und das Zentralnervensystem. Auch Abweichungen und Störungen der Regulationen von Funktionen der inneren Organe, die sich im Tagesablauf ergeben haben, werden in der Nacht verarbeitet. In der Nacht ist das Immunsystem aktiv. Deswegen tragen die Abendstunden dazu bei, seine Aktivität zu unterstützen. Letztlich wählt jeder Mensch in Abhängigkeit von seiner persönlichen Situation die für ihn angemessene Trainingszeit selbst. Sind Sie z.B. im Schichtdienst tätig, so absolvieren Sie am besten Ihre Übung nach der Schicht noch bevor Sie sich zur Ruhe begeben. Wenn bei Ihnen die Abendstunden ganz und gar nicht passen, so können Sie sich eine andere Zeit zum Üben wählen, aber unter Berücksichtigung folgender Regel: Lassen Sie eine Pause zwischen der Trainingssitzung und ihrer letzten Mahlzeit von mindestens einer Stunde, besser 2 bis 3 Stunden. Prinzipiell kann man auch tagsüber üben, aber die Genesung schreitet viel langsamer fort.

Frage 7

Ist es unbedingt nötig, am Abend vor dem Atemtraining weniger zu essen?

Antwort: Unsere Empfehlungen sind durch langjährige Erfahrungen begründet. Natürlich haben eine schwangere Frau oder ein Diabetiker den Umständen entsprechend andere Ernährungsbedürfnisse. Bei Diabetikern ist sogar eine leichte Mahlzeit (Kefir oder Apfel ...) sofort nach dem Training empfehlenswert.

Während des Atemtrainings beginnen die Blut- und Lymphkapillaren aktiver zu arbeiten und deshalb sollten Sie für die verbesserte Reinigung des Gewebes 200 bis 300 ml Wasser zusätzlich trinken, vorzugsweise basisches Aktivwasser, damit die Toxine und Schlacken aktiver durch die Nieren filtriert werden. Achten Sie nach 3 bis 4 Wochen Trainingszeit auf Ihre Ernährungsgewohnheiten. Bei einigen Menschen sinkt der Appetit, aber sie essen gewohnheitsgemäß nach altem Muster weiter, obwohl sie schon mit weniger zufrieden wären. Empfehlenswert ist es, die Nahrungsmenge zu verkleinern und nur nach Appetit diejenigen Lebensmittel zu essen, die einen ansprechen.

Frage 8

Darf ich während des Pneumobalance Atemtrainings eine Heilfastenkur durchführen?

Antwort: Fasten zur Reduktion von Übergewicht ist eine spezifische medizinische Heilmethode, die der Kontrolle durch einen Arzt bedarf. Wenn Sie keine Erfahrung mit Fasten haben, sollten Sie dies unterlassen. Es kommt nicht selten vor, dass sich bei Menschen mit Übergewicht oder Arteriosklerose der Appetit während des Trainings wesentlich verringert. In dieser Zeit geht der Organismus auf endogene Ernährung über. Endogene Ernährung bedeutet, dass der Organismus die Reserven nutzt, wie er es auch im zweiten Stadium eines Heilfastens macht. Während dieser Zeit ist es erforderlich, auf eine genügende Zufuhr von Vitaminen, Mineralien und Spurenelementen zu achten, wozu Sie viel Obst und Gemüse essen und eventuell bei Bedarf durch passende Nahrungsergänzungsmittel ergänzen sollten.

Frage 9

Wie sollte ich Medikamente während des Trainings einnehmen?

Antwort: Medikamente werden genauso wie zuvor nach Anweisung des behandelnden Arztes eingenommen. Physiotherapeutische Anwendungen und Massagen erfolgen weiterhin wie gewohnt. Die Atemübungen sind hervorragend zur Ergänzung anderer Therapien geeignet z. B. Psychotherapien und Akupunktur. Der Arzt wird feststellen, dass die vorgesehenen Medikamente nach und nach reduziert werden müssen.

Frage 10

Wie sollte ich mit dem ATMFro üben, wenn eine Operation bevorsteht?

Antwort: Das Atemtraining ist zur Vorbereitung vor operativen Eingriffen geeignet wie auch zur schnelleren Genesung nach einer Operation. Das Pneumobalance Atemtraining steigert die Reserven des Organismus und trägt dazu bei, sich besser auf Operationen an Lunge und Herz vorzubereiten, wie auch auf Eingriffe, die durch Diabetes nötig geworden sind. Es trägt auch zur Erholung von den Nachwirkungen der Operation bei und dient der Rehabilitation des Körpers. Wenn der Mensch länger bettlägerig ist, ist das Pneumobalance Atemtraining eine Prophylaxe gegen Beschwerden wie Wundliegen und Verstopfung. Auch Beschwerden beim Atmen wird vorgebeugt, und die Atemübungen kompensieren Blut- und Lymphstaus.

Frage 11

In welchem Alter können Kinder anfangen zu üben?

Antwort: An klinischen Forschungen des Zentrums für Rehabilitation und Kurortologie des russischen Gesundheitsministeriums haben schon Kinder unter 6 Jahren teilgenommen. Beobachtungen der Praxis haben gezeigt, dass die Atemübungen mit dem ATMFro unter elterlicher Aufsicht schon bei Kindern im Alter von 3 bis 4 Jahren begonnen werden können.

Frage 12

Ich treibe regelmäßig Sport. Warum sollte ich dann noch Pneumobalance Atemtraining machen?

Antwort: Atemtraining unterstützt jedes sportliche Training. Es nützt bei allen Arten von Sport, auch bei solchen, die den Sportler körperlich besonders belasten. Ebenso nützt es bei Sportarten, die das Atemsystem in besonderem Maße beanspruchen, wie Skifahren, Laufen usw. Hervorzuheben sind hier auch Sportarten, die dem Sportler komplizierte und schwer zu koordinierende Bewegungen abverlangen wie z.B. Turnen. Die Kombination der unterschiedlichen Komponenten dieses Atemtrainings verschafft Vorteile gegenüber anderen Formen von Atemtraining.

Frage 13

Wenn ich Ihre Methode beherrsche, werde ich weniger atmen als vorher. Ist das nicht schädlich?

Antwort: Die Antwort ist sehr originell: »Atmen ist schädlich!«

Bis zu 60 % der feinen Staubteilchen, die beim Abrieb von Autoreifen entstehen, gelangen in unsere Lungen und rufen dort allergische Reaktionen hervor: Bronchialasthma. Bei Kontakt mit unseren Schleimhäuten und unserer Haut werden Bindehautentzündung, Rhinitis und Nesselsucht ausgelöst. Bei der Verbrennung von Benzin werden mehr als 200 toxische Produkte freigesetzt.

Die größte Konzentration der Schadstoffe ist in 50 bis 150 cm Höhe von der Erdoberfläche zu finden. Dies ist genau die Höhe der Atmungsorgane.

Durchschnittlich bilden sich in einem Wohnraum jährlich 10 kg Staub. Unter normalen Bedingungen atmet ein Mensch 6 Milliarden Staubkörnchen an jedem Tag ein. Die WHO stellt fest, dass Erkrankungen der Atmungsorgane bis zu 30 % aller Erkrankungen ausmachen und 8 % aller vorzeitigen Sterbefälle auf Luftverschmutzung durch Stäube in geschlossenen Räumen zurück zu führen sind.

Menschen, die in großen Städten leben, sind jährlich 150 kg chemischen Luftschadstoffen ausgesetzt. Die Luft in Wohnungen und Büros aber ist weitaus toxischer als die Luft außerhalb. Untersuchungen zeigen, dass Laserdrucker, die nicht genau eingestellt sind, unsere Lungen verschmutzen, weil sie Staubpartikel in die Raumluft freisetzen. Diese gelangen auch in die Lunge. Der Schaden für den Menschen ist gleichzusetzen mit 10 gerauchten Zigaretten pro Tag.

Amerikanische Spezialisten der Gesellschaft für Lungenerkrankungen sprechen ernsthaft von der Kunst zu überleben im modernen Haus. Sie führen in einer langen Liste häusliche Faktoren auf, die für die Atemorgane schädlich sind – Produkte der Gasverbrennung, Farbstoffe, Sprays, Lufterfrischer, Geschirrspülmittel, Teppiche, Insektizide, Autoabgase, mit Asbest belastete Materialien und Haustiere. So erhöht sich beispielsweise durch stundenlange Benutzung eines Gasherdes die Konzentration von Verbrennungsgasen. Wir stehen also in einer Gaskammer. Jetzt beantworten Sie einfach selbst Ihre Frage. Wenn Sie weniger atmen, werden Sie lernen, weniger von dieser vergifteten Luft einzuatmen und dabei werden Sie außerdem erreichen, dass sich der Gehalt von Sauerstoff und Kohlendioxid in Ihrem Blut und Gewebe normalisiert.

Die Antwort liegt auf der Hand – Kein Schaden, nur Nutzen!

Frage 14

Ist es nicht schädlich, mehrere Jahre lang mit dem ATMFro zu üben? Entsteht nicht vielleicht eine Abhängigkeit davon? Was passiert, wenn ich nach dem Erlernen dieser Methode einige Monaten Pause mache?

Antwort: Diese Frage stellen viele Einsteiger. Ich beantworte sie aufgrund meiner langjährigen praktischen Erfahrung. Regelmäßiges langjähriges Pneumobalance Atemtraining tut den Menschen gut und ist notwendig, vergleichbar mit Übungen im Fitnessstudio. Anfänglich sind die Atemübungen gewöhnungsbedürftig, aber im

Verlauf des Trainings wird sich die Psyche daran gewöhnen und der Organismus adaptiert sich vollständig an diese Atemübungen. Wenn Sie dann eine Pause für 3 bis 4 Monate einlegen, nachdem Sie lange Zeit geübt haben, so wird nichts Schlimmes geschehen. Auch das kann man vergleichen mit einer Pause in einem Fitnessstudio. Langsam wird der Tonus geringer, es entsteht Müdigkeit, der Schlaf verschlechtert sich usw. Wenn Sie das Training wieder aufnehmen, wird als erstes Zeichen ein »Syndrom chronischer Müdigkeit« auftreten, aber dann schnell und vollständig wieder verschwinden.

Frage 15

Wie soll ich in meiner häuslichen Umgebung den Zustand meiner Atemfunktion beurteilen? Ich gehe doch nicht jeden Monat zur Untersuchung!

Antwort: Sie haben recht. Immer zu Untersuchungen zu gehen ist zeitaufwendig und nicht angenehm. Der Zustand der Atemfunktion und das Niveau der Gesundheit können Sie ohne großen Aufwand selbst feststellen. Dazu können Sie allgemein bekannte Tests machen. Es gibt einen einfachen Test für die Atemfunktion: Sie halten den Atem nach der Einatmung an und nach dem Ausatmen ebenfalls.

Atemanhalten nach der Einatmung: Atmen Sie in ruhiger Position ein und halten die Atmung an, eventuell mit Zuhalten der Nase. Durchschnittlich können gesunde Männer für 75 Sekunden (± 5,5 Sekunden) und Frauen 54 Sekunden (± 5,2 Sekunden) den Atem anhalten.

Atemanhalten nach der Ausatmung: Atmen Sie in ruhiger Position normal und ruhig ein und atmen ebenso normal und ruhig aus. Nach einer normalen Ausatmung halten Sie die Atmung an und die Nase zu. Durchschnittlich nach 46 Sekunden (± 3 Sekunden) bei Männern und bei Frauen 32 Sekunden (± 4,0 Sekunden) entsteht der Wunsch, wieder einzuatmen.

Abweichungen von 50 % und mehr sind bei diesen Tests ein Zeichen für einen schlechten Gesundheitszustand. Im Trainingsprozess vergrößert sich die Dauer des Atemanhaltens.

Zur Selbstkontrolle des eigenen Trainingsfortschritts messen Sie bitte Ihre Pulsfrequenz vor und nach dem Atemtraining. Wenn das Atemtraining ohne Anstrengung geschieht, erhöht sich der Puls nicht, sondern erniedrigt sich.

8. Aus dem Archiv – Berichte von Menschen, die durch richtiges Atmen gerettet wurden

Nach vielen Jahren der Arbeit mit schwerkranken Patienten weiß ich, wie schwer es fällt, noch an Heilung zu glauben, nachdem man schon lange krank war und viele verschiedene Behandlungsmethoden erfahren hat, die nicht zu einer Genesung geführt haben. Damit kranke Menschen sich für das Pneumobalance Atemtraining entscheiden können, erleichtere ich ihnen mit leichten Atemübungen den Einstieg. Außerdem braucht es, um sie zu überzeugen, Beweise aus klinischen Untersuchungen. Sehr wichtig sind auch Beispiele von anderen Menschen, die diese Methode bereits angewendet und damit gute Ergebnisse erzielt haben. Deswegen führe ich hier Beispiele von jenen Patienten an, die die Verantwortung für ihre Gesundheit übernommen und regelmäßig mit dem ATMFro geübt haben, bei denen Gesundheit und Lebensfreude sich dadurch wieder eingestellt haben und die anderen Mut machen wollen, es ihnen gleich zu tun. Ich hoffe, dass unsere Erfahrung diejenigen unterstützt, die noch zweifeln und ich möchte auch den Glauben derjenigen stärken, die sich schon auf den Weg gemacht haben und mit den Übungen und dem Training begonnen haben.

@ Grüße aus Italien

»Ich bin 32 Jahre alt. Ich habe mit dem ATMFro vor eineinhalb Jahren begonnen zu trainieren. Jetzt sind mein Asthma und ich in guter Verfassung und ich bin sehr zufrieden damit. Ich habe dazu noch ein paar Fragen: Ich laufe gern jeden Tag und nehme auch an 5-km-Läufen teil, an 10-km-Läufen und auch am Halbmarathon. Haben Sie für mich Empfehlungen, die mir als Läufer nützlich wären? Soll ich vor dem Lauf mit dem ATMFro üben? Wenn ja, wie oft und wie lange? Ich hoffe, dass Ihre Ratschläge mich zu Erfolg führen. Ich danke Ihnen im Voraus. Hochachtungsvoll Nicola.«

@ www.breathing.ru

Vor nicht langer Zeit habe ich einen Bericht von Irina P. von den Kanarischen Inseln bekommen. »Ich habe den ATMFro am 7.4.2008 aus Novosibirsk erhalten. Ausprobiert habe ich ihn bisher nur spät abends nach dreistündiger Chorprobe. Ich habe mich vor dem Schlafengehen auf das Sofa gelegt und die Gebrauchsanweisung gelesen. Das hat mich neugierig gemacht und ich wollte schon einmal ausprobieren. Mit dem Messbecher habe ich 18 ml Wasser eingefüllt. Weil ich einen ATMFro von Korotkow zur Hand hatte, habe ich damit vorher Messungen an mir durchgeführt. Das Ergebnis war interessant. Sehen Sie, vor dem Training zeigten sich bei mir körperliche und psychische Erschöpfung, was ich hier nicht vertiefen will.

Ich habe also mit dem ATMFro geübt, habe mich entspannt und habe nur darauf geachtet, dass meine Ausatmung länger war als meine Einatmung. Das Sprudeln des Wassers im Gerät hat mich dabei amüsiert ... Nach 18 Minuten dieses ersten Trainings: Das Messergebnis zeigte die volle Wiederherstellung der Aura. Ich war damit sehr zufrieden und möchte weiterhin mit dem ATMFro trainieren und ihn zur Wiederherstellung meines Energiesystems nutzen.

Sehr interessant war das Ergebnis bei der Messung meiner Chakren: Sie waren alle voll geladen und ausgeglichen. An der Stelle meiner alten Operationsnarbe waren Besonderheiten zu sehen, welche ich so interpretiere, dass nun die Verbindung zu den Chakren wieder hergestellt ist. Es sieht nämlich aus, als bildete sie einen energetischen Tanzkreis mit den Chakren.«

@ Bericht

»Bitte überbringen Sie meine Dankbarkeit an den Doktor Zinatulin für seine Empfehlungen. Ich war sehr froh über seine Unterstützung bei der Erlernung der Endogenen Atmung.

Am 1. November 2007 habe ich die Atemübungen mit dem ATMFro begonnen unter Berücksichtigung Ihres letzten Ratschlags, ohne Unterbrechung auszuatmen. Ich nehme 27 ml Wasser, weil ich spüre, dass 25 ml für mich nicht genug Widerstand bringen. Wenn es sehr wichtig ist, könnte ich auch wieder auf 25 ml Wasser zurückgehen. Mit 25 ml Wasser ist das Inhalieren mit ätherischen Ölen vorgesehen.

Wenn ich anfange zu trainieren ist meine AAD 20 Sekunden. Nach 15 bis 20 Minuten ... ist meine AAD bis auf 25 Sekunden und auf 30 Sekunden angewachsen. Damit trainiere ich 30 Minuten. Meine Trainingszeit besteht aus 37 Minuten abends, dabei ist meine AAD nicht unter 30 Sekunden.

Sollte ich weiter die Dauer meiner Trainingszeit verlängern und die AAD bei 30 Sekunden belassen? Oder sollte ich lieber jedes Mal so lange wie möglich ausatmen, so dass die AAD weiter anwächst und zusätzlich die Trainingszeit jeden zweiten Tag um eine Minute verlängern. Wie lange sollte ich so weiter fortfahren? ...

Ich würde auch gern nach Russland reisen, um mit Dr. Zinatulin persönlich sprechen zu können. Ich möchte mich darauf schon vorbereiten und werde dafür Geld sparen. Ich gebe Ihnen Bescheid, wann ich mein Vorhaben verwirklichen kann, damit ich mit Ihnen persönlich sprechen kann. Bitte geben Sie mir einen Rat, wo ich dann wohnen kann, damit ich meine Reise planen kann.

Ich bedanke mich nochmals für Ihre Hilfe, durch die ich meine Gesundheit verbessern konnte. Ich bin zuversichtlich, dass mein Streben, die Endogene Atmung zu erreichen, von Erfolg gekrönt sein wird.

Hochachtungsvoll David W., Gowanstown, Ontario, Kanada«

@ Gruß aus Georgien

»Sehr geehrter Sergej Nakifowitsch Zinatulin! Ich habe Ihren Brief erhalten und freue mich darüber sehr. Ich hatte dies nicht zu hoffen gewagt, vielen Dank. Ihre Empfehlungen haben mein Leben gerettet. Ich bin Geschäftsmann und habe zwei Unternehmen in Georgien. Mein Leben war nichts mehr wert, denn ich hatte schon zweimal einen Herzinfarkt und die besten Kardiologen konnten nichts mehr für mich tun. Ich hatte die Hoffnung aufgegeben und habe nur noch auf meinen Tod gewartet. Meine Probleme lagen in den Koronargefäßen des Herzens, sie waren zu 70 % verengt und ließen mir keine Chance. Ich bin während der OP fast gestorben. Zufällig ist mir während eines geschäftlichen Aufenthalts in Moskau der ATMFro begegnet. Ich konnte es kaum glauben. Ich habe selbstständig die Übungen begonnen und fühlte mich von Tag zu Tag besser. Angefangen habe ich im Juli 2006. Seitdem macht mir mein Herz keine Probleme mehr und ich kann mich frei auf meiner Datscha in den Bergen bewegen. Ich bin 61 Jahre alt und ich sehe 15 Jahre jünger aus. Außerdem habe ich viel dazu gelernt. Ich habe die Methode zur Gesundung auf Zellniveau gelernt. Sehr geehrter Sergej Nakifowitsch, ich lade Sie herzlich zu mir ein – wir haben eine neue Firma gegründet unter dem Namen »Svanadze and Company« – die sich mit Methoden der Verjüngung beschäftigen wird. – Mit Hochachtung Irakli S.!«

@ Russland St. Petersburg

»Guten Tag, ich wünsche Ihnen Gesundheit!

Ich möchte dem Autor und dem ganzen Team dafür danken, dass sie das Atemtraining für alle Menschen entwickelt und verbreitet haben und dies auch weiterhin tun. Ich habe den ATMFro zur Behandlung meiner Sarkoidose der Lunge benutzt. Im ersten Jahr der Behandlung habe ich den ATMFro 6 Monate lang ununterbrochen benutzt und dann weiter mit Unterbrechungen. In den weiteren Jahren habe ich ihn nur als Inhalator bei Husten, Bronchitis und anderen Erkältungskrankheiten benutzt. Am Anfang trat die Krankheit (Sarkoidose) in Herbst und Frühjahr in schwerer Form auf, dann hat sie sich nicht mehr bemerkbar gemacht und ich habe aufgehört, über sie nachzudenken. Es heißt, dass die Krankheit in 50 % der Fälle von allein verschwinden kann, aber ich denke, dass dies bei mir nicht der Fall war, weil erst, nachdem ich ein halbes Jahr mit dem ATMFro geübt hatte, bei mir die Krankheit verschwand. Ich glaube, dass die Übungen mit dem ATMFro auch anderen Menschen mit Lungenkrankheiten und anderen Krankheiten helfen können. Gewiss ist, dass ich schon nach mehreren Übungen Komplimente zu meiner frischen Hautfarbe bekam und viele andere Hinweise auf eine Verbesserung meiner Gesundheit.

Hochachtungsvoll Lew Sch., St. Petersburg«

@ **www.breathing.de**

»Sehr geehrter S. N.

»Ich danke Ihnen für Ihre Hilfe bei der Behandlung meines Asthmas und bitte um Hilfe für die Behandlung meines Freundes. Er hat Diabetes, ist aktiver Sportler – Skilaufen. Bitte helfen Sie uns, eine richtige Form der Atemübungen zu finden unter Berücksichtigung seiner sportlichen Tätigkeit und seiner Diabetes. Wo soll ich anfangen? Ich möchte ihm gern helfen. Er ist 22 Jahre alt und insulinabhängig, er ist daran erkrankt seit 10 Jahren.

Andre K., Moskau«

@ **Freitag, 8. Juni 2007**

»Guten Tag, sehr geehrter S. N.

Mein Freund Andre hat Ihnen geschrieben. Jetzt möchte ich Ihnen selbst schreiben. Ich heiße Konstantin und bin seit mehr als 10 Jahren an Diabetes erkrankt. Seit ich die Atemübungen aufgenommen habe, hat sich mein Zustand deutlich verbessert. Die Zuckerwerte haben sich normalisiert und manchmal sind sie sogar ganz niedrig. Ich habe die Dosis verringert auf 2 Einheiten von den »langen« (Ich nehme »kurze«- Humanlog und »lange« – Lantus). Manchmal steche ich gar keinen kurzen vor dem Sporttraining. Ich will einfach nicht. Nach dem Sporttraining messe ich meinen Zucker und die Werte liegen zwischen 4,5 und 5,5. Außerdem hat sich mein Allgemeinzustand deutlich verbessert. Auch mein sportliches Training selbst verläuft viel leichter für mich. Ich bin Ihren Empfehlungen gefolgt, die Sie mir über Andre weitergegeben haben. Bis zum 30. Mai habe ich im Muster 5 Sekunden einatmen durch die Nase, 20 Sekunden ausatmen durch den ATMFro geübt. Manchmal kann ich sogar 25 bis 30 Sekunden ausatmen (ich habe mich nicht getraut, um Ihre Zustimmung zu bitten). Ich mache weiter nach diesem Muster, auch derzeit. Sagen Sie mir bitte, sehr geehrter SN, wie soll ich weiterhin mit meinen Atemübungen fortfahren? Ich warte auf Ihre Empfehlungen.«

@ **Montag, 18. Juni 2007**

»Guten Tag, sehr geehrter S. N.

Großen Dank für Ihre Empfehlungen! Sie haben mich darum gebeten, Sie nach einer Woche über meine Ergebnisse zu informieren. Jetzt ist die zweite Woche vergangen, ich habe sie gar nicht gemerkt. Freitag muss ich mein Diplom bestehen, am 22. Juni. Ich war sehr beschäftigt und schreibe deshalb mit Verspätung. Meine Ergebnisse sehen so aus: Ich habe Ihre Empfehlungen zur Kenntnis genommen und übe danach seit 2 Tagen. Die letzten Atemübungen sind mir schwer gefallen, die AAD ist im Durchschnitt 4 Sekunden niedriger. Jetzt fällt mir das Ausatmen länger als 20 Sekunden schwer. Vielleicht liegt das daran, dass ich in der letzten Zeit weniger im Sport trainiert habe.

In den letzten 5 Tagen trainierte ich gar nicht, weil ich meinen Fuß beim Training verdreht habe und nur noch auf Zehenspitzen laufe. Ich bin mehrmals zur Universität gefahren und mein Fuß tat so weh, dass ich nicht mal einen Schuh anziehen konnte. Vor dem Vorfall war mir das Fahrradfahren schwer gefallen, mein Zuckerwert war bis zu 9 hoch. Ich habe ein paar Fragen an Sie. Kann ich richtig zu Abend essen nach dem Üben mit dem ATMFro? Nach welcher Zeit? Kann ich morgens zusätzlich üben, weil ich morgens mehr Zeit habe? Vielen Dank für Ihre Hilfe.«

@ Donnerstag, 5. Juli 2007

»Guten Tag, sehr geehrter S. N.

Ich habe Ihnen schon lange nicht geschrieben, aber die Atemübungen habe ich weiterhin durchgeführt. Ich habe nach Ihren Empfehlung 10 Tage geübt. Jetzt hat sich wieder alles zum Guten gewendet: Diese »Langen« spritze ich schon seit einer Woche um 2 Einheiten weniger. Immer öfter steche ich überhaupt keine »Kurzen« Insulin (besonders wenn in diesen Tagen länger Sporttraining war). Sagen Sie mir bitte, SN, was soll ich machen? Ich werde weiter auf Ihre Empfehlungen warten. Vielen Dank.«

@ Dienstag, 24. Juli 2007

»Guten Tag, sehr geehrter S. N.

Ich habe gemäß Ihrem Rat geübt und ich merke, dass ich mich etwas schwer tue, ununterbrochen 15 Sekunden auszuatmen, es bringt mich ins Schwitzen, aber gegen Ende der Übung normalisiert sich alles. Ich übe 3 Stunden nach der letzten Mahlzeit. Ich habe Insulin auf eine Einheit reduziert. Beim »kurzen« Insulin ist es so, dass ich beim Mittagessen oder beim Abendbrot überhaupt nicht steche. Die Dosierung ist auch niedriger als vorher«.

@ von Wladimir I.

»Derzeit übe ich jeden Abend 30 Minuten lang (auch morgens ab und zu für 10 Minuten), bei 30 ml Wasservolumen. Einatmen durch den ATMFro und ununterbrochen ausatmen, AAD 40 Sekunden. Seit mehr als einem Monat lebe ich ohne Insulingaben. Andere positive Veränderungen werden sich wohl objektiv erst bei meiner nächsten Untersuchung zeigen, aber subjektiv kann ich schon heute sagen, dass meine Lebensgeister wieder erweckt wurden«.

»Die Übungen mit dem ATMFro haben zur klinischen Heilung einer TB der Lunge im Stadium des Zerfalls geführt (Begleiterkrankung Diabetes Typ 1). Trainingsmuster: 1 bis 2 mal täglich (meistens einmal in den Abendstunden), Dauer des Trainings nicht weniger als 30 Minuten, AAD 40 Sekunden, regelmäßiges Atemtraining seit Januar 2007, Einnahme von kaltgepresstem Pflanzenöl und von biologischen Nahrungsergänzungsmitteln russischer Herkunft vor der Übung. Dieser Fall wurde registriert in entsprechenden Dokumenten im Oktober 2007 (in seinem Wohnort), aber noch im August 2006 befand sich der Betroffene in dem oben beschriebenen schlechten Zustand. Inzwischen sind Insulingaben nicht mehr notwendig«.

Odyssee einer Mutter

»Mein Sohn Stjopa, im Januar 2008 ist er 4 Jahre alt geworden, ist das zweite Kind in unserer Familie und ist bedauerlicherweise schon in seinem jungen Alter sehr vertraut mit Medizin. Schon in der Entbindungsstation ist er mit Lungenentzündung in der Intensivstation gelandet. Mein Junge ist mit seinen 4 Jahren schon so viel gewöhnt, dass der Stich in die Vene nichts Besonderes für ihn ist. Das vergangene Jahr war ganz und gar schrecklich. Er wurde durch Notruf zweimal auf die Intensivstation gebracht, wegen eines Asthmaanfalls. Die Bronchien wurden von Schleim und Auswurf gereinigt, damit er nicht erstickt. Ich habe eingesehen, dass man mit Arzneimitteln, auch wenn sie kostenlos sind, nicht gut fährt. Deswegen haben wir auch noch einen Homöopathen aufgesucht. Als wir eine bekannte Professorin (Fachärztin für Kinder) besuchten, hat sie zu mir gesagt: »Mutter, regen Sie sich nicht auf, er wird nicht zum Militär eingezogen!«. Sie wollte mich damit wohl beruhigen und dass ich mich darüber freue. Mein Vater war ein hochrangiger Offizier, mein Mann ein Kommandeur beim Militär und ich selbst bin auch in der Armee tätig. Ich bin verärgert gegangen und zu keinem anderen Professor mehr. Jetzt kann ich mit Sicherheit sagen, dass mein Sohn keine Medikamente und keine Professoren mehr braucht.

Von unserem Opa haben wir über diese Atemmethode erfahren, die mit Kindern nach einer Methode von Zinatulin geübt wird. Am 5. Januar 2008 sind wir dort zum ersten Mal erschienen. In dieser ersten Stunde lernten wir den behandelnden Arzt kennen. Er erzählte über die Methode, gab uns zu lesen darüber und Zeit zum Nachdenken. Nach einer Woche hatten wir uns entschieden. Stjopa hat sofort versucht, spielerisch auf dem ATMFro zu »schnorcheln«. Ich selbst habe auch angefangen zu üben, weil der Doktor zu mir sagte, dass das Kind sein Asthma behandeln muss und ich meine Nerven. In den vergangenen 11 Monaten haben wir kein einziges Mal den Notarzt rufen müssen und unser Sohn war nur 3 Mal erkältet. Während der

Erkältung haben wir weiter die Übungen durchgeführt und die Erkältung hat keine Nachwirkungen gehabt. Seit April ist Stjopa wie ein normales Kind, froh und munter. »Mama, mir fällt auf, dass ich ohne Unterbrechung in den Kindergarten gehen kann ...« Wir machen mit den Atemübungen weiter unter Kontrolle des Spezialisten und machen verschiedene Atemspiele. Insgesamt bin ich sehr sicher, dass der medizinische Schrecken in unserer Familie ein Ende gefunden hat und dass mein Junge ein gesundes frohes Leben vor sich hat! – Olga K. Novosibirsk«

Ich sage Ihnen ehrlich, als ich diese umfangreiche Krankengeschichte gelesen hatte, hatte ich gehofft, dass nach 2 Monaten diese Asthmaanfälle wenigstens gedämpft würden. Zur Verwunderung aller brauchte Stjopa schon nach 3 Wochen keine Medikamente mehr, Mutter und Sohn waren sehr diszipliniert und fleißig und hatten alle Empfehlungen des Arztes befolgt.

»Guten Tag, sehr geehrter S. N. !

Es schreibt Ihnen Anatoli aus Witibska. Seit Januar 2007, seit 3 Monaten, übe ich mit dem ATMFro nach Ihrem Programm. Über mich: Ich bin 47 Jahre alt. Nach schwerstem Stress erkrankte ich vor 6 Jahren an Schuppenflechte. Sie war überall: auf dem Kopf, an Ellenbogen, am den Gesäßbacken, an den Füßen bis zur Fußsohle. Ich habe schon mehrere Methoden zur Behandlung ausprobiert, Kräuter, Salben, Hausmittel, Fasten, Meerwasser. Es brachte nur wenig Erfolg. Aber jetzt, nach dieser kurzen Zeit, kann sich das Ergebnis sehen lassen.

Behandlung: Während der 3 Monate habe ich einzig und allein die Atemübungen mit dem ATMFro gemacht. Mein allgemeiner Zustand hat sich sofort verbessert. Nach der Atemübung komme ich zur Ruhe, kann gut einschlafen und durchschlafen. Die Schuppenflechte ist auf dem Kopf vollständig verschwunden, auf den Gesäßbacken zu 50 %. Dort sieht man nichts mehr auf der Hautoberfläche, nur unter der Hautoberfläche sind dunkle Stellen. An den Füßen und Knien hat sich das Bild um 15 % verbessert, auf den Ellenbogen um 30 %. Ich bin davon überzeugt, dass die Genesung begonnen hat und die Krankheit sich auf dem Rückzug befindet. Auf den Fotos ist nach 3 Monaten Atemübungen zu sehen, dass an den Stellen, wo die Haut an Händen und Füßen eine dunkelrote Farbe hat, der Haarwuchs fehlte, es war alles mit Schuppen bedeckt. Jetzt sind nur kleine einzelne Krusten geblieben. Die Sehkraft hat sich 1:1 wieder hergestellt, nach einem Unfall vor 3 Jahren, wodurch sich die Sehkraft eines Auges verschlechtert hat auf 0,8 - 0,9 : 1; ich hatte ständig einen Schleier vor Augen und habe den Unterschied der Sehkraft beider Augen immer gespürt. Auch ein Darmbruch ist vollkommen verheilt. Die Wirbelsäulenprobleme sind zurückgegangen, keine Schmerzen, keine Geräusche, Bücken bis zum Boden mit Handflächenkontakt ist wieder möglich. Es macht mir wieder Spaß, jeden Tag solche Bewegungsübungen durchzuführen. Außerdem ist mein Geruchssinn wiedergekehrt. Meine Nase ist nicht mehr verstopft, ich schnarche nicht mehr. Herpes simplex ist verschwunden und Parodontose auch. Ich hoffe, dass ich mit Ihrer Hilfe vollkommen gesund werde. Hochachtungsvoll Anatoli.«

@ Grüße aus Deutschland

»Es schreibt Ihnen aus Mainz Leonid P-W. Ich folge Ihren Empfehlungen und mache die Übungen mit und ohne ATMFro. Auch in meinem Bekanntenkreis gebe ich die Ratschläge weiter. Ich bin professioneller Opernsänger und seit 1979 am Theater beschäftigt. Im August 2007 wurde bei mir auf dem rechten Auge Grauer Star festgestellt. Im September nahm ich das Training mit dem ATMFro auf. Im Laufe eines Monats hat sich die Entzündung gebessert und das Fortschreiten stoppte ganz. Gleichzeitig verschwanden Zahnschmerzen, die mich länger als einen Monat gequält hatten. Auch verschwanden die damit verbundenen Herzschmerzen. Als Ergebnis des Trainings habe ich als Sänger eine längere Phrase erreichte, eigentlich brauchte ich kein Einsingen mehr, weil meine Stimme schon von morgens ab bereit war zu arbeiten. Das Wichtigste ist, dass der ATMFro ein sehr gutes Training für Sänger ist. Ich habe begonnen, meine Studenten mit seiner Hilfe zu unterrichten. Ein bemerkenswertes Beispiel: Meine Schülerin H-Ma. beschäftigte sich zwar nur kurz, dafür aber sehr intensiv damit, so dass sie durch ihr ungezügeltes Temperament binnen eines Monats den ATMFro »aufgebraucht« hatte. Daraufhin kam sie in Barcelona bei einem internationalen Wettbewerb in die Endauswahl und demonstrierte ihre Verfassung in einem blendenden Finale mit der Arie Eboli aus »Don Carlos« von Verdi. Ich kann Ihnen sagen, das Stück ist sogar für erfahrene erfolgreiche Sänger schwierig!

Vika, eine Schülerin aus Mainz, bekam den ATMFro und begann, täglich 15 Minuten damit zu üben. Sie entwickelte dabei immer länger werdende Phrasen und kräftige volle Obertöne. Sie wurde damit ihren Bluthochdruck los, womit sie ihren behandelnden Arzt sehr überrascht hat. Ihr 5jähriger Sohn übt auch mit dem ATMFro, täglich für 10 Minuten. Er kämpft mit Allergien und immer wiederkehrenden Erkältungen.

Einer meiner Bekannten, ebenfalls ein Künstler, hatte schwere Depressionen und war zweimal selbstmordgefährdet. Er hat nach einem Autounfall eine traumatische Rückenverletzung mit Bewegungseinschränkungen und eine Scheidung hinter sich und war ungefähr alle 2 Monate arbeitsunfähig. Nach Ihren Empfehlungen begann er im November 2007, täglich 20 bis 30 Minuten mit dem ATMFro zu üben. Er hat an diese Methode geglaubt. Drei Monate später hat er als Dirigent zahlreiche Veranstaltungen dirigiert und hat nun eine Freundin, die er, wie ich hörte, auch schon geheiratet hat. Bei jedem neuen Treffen mit mir sagt er als Erstes: »Ich atme«. Es ist so angenehm, ihn mit Augenkontakt von der Bühne aus zu betrachten und dort einen frohen Menschen mit einer gesunden Seele zu sehen.

Einen ATMFro habe ich einem Viktor aus Bremerhafen geschenkt. Er konnte damit seinen Bluthochdruck normalisieren. Auch er sagt Dank für diese Methode. Durch seine Arbeit als Metzger hatte er eine Verdickung an der Schulter. Wegen ihr hatte er alle Rekorde in Sachen Arbeitslosigkeit gebrochen. Jetzt ist er wieder arbeitsfähig. Es gibt hier noch andere Fälle: Kriminalbeamte, unsere Mütter und Schüler. Danke für Ihren Wunderapparat, Ihre Aufmerksamkeit und Ihre professionellen Empfehlungen.«

@ aus Deutschland

»Sehr geehrter Doktor! Danke für Ihre Empfehlungen. Ich atme mit dem ATMFro: 24 ml Wasser, 30 Sekunden Ausatmungsdauer für 20 bis 30 Minuten täglich, manchmal mit Unterbrechung von höchstens 2 Tagen, aber nicht mehr. Meine Kopfschmerzen, ständige Müdigkeit und Schlaflosigkeit sind verschwunden. Besonderen Dank für die Empfehlungen für meine Tochter. Else ist 9 Jahre alt. In den vergangenen 3 Jahren haben wir alles Mögliche versucht, ihr Asthma in den Griff zu bekommen. Wir haben sehr viel Geld verschwendet. Dann erst haben wir mit dem ATMFro zu üben begonnen. Nach einem Monat mit diesen Atemübungen haben wir endlich aufgeatmet im wahren Sinne des Wortes. Zum ersten Mal seit Langem konnten wir zusammen für einen ganzen Monat in einen Kurort am Meer fahren. Danke.

Irina Sch., Hamburg«

Im August 2008 bekam ich weitere Schreiben aus Deutschland:

In einem Schreiben wurde die Arbeit einer Initiativgruppe aus Kamen, NRW geschildert: »Unsere Initiativgruppe setzt sich dafür ein, dass die innovative Atemmethode in Deutschland bekannt wird. Regelmäßige Vorträge werden organisiert für ein breites Publikum. Der Organisator und Pressesprecher Johann Werner lädt den Referenten Arzt August Mill dazu ein, der in der Presse unter dem Spitznamen »Atemdoktor« bekannt wurde. Er hat auch eine eigene Internetseite: www.atemdoktor-mill.de. Auf die Vorträge und Zeitungsartikel folgte große Resonanz. Es bildeten sich Gruppen von dankbaren Patienten zum Thema Endogene Atmung – Selbsthilfegruppen in 6 Orten unserer Region, die seit einem Jahr beim Kreis Unna und bei Krankenkassen anerkannt sind. Außerdem sind wir seit 3 Jahren aktiv, indem wir teilnehmen an Gesundheitstagen und Gesundheitsmessen unserer Region. Wir haben ein Experiment gewagt. Nach einem Vortrag von »Atemdoktor« August Mill haben wir Menschen, die sich für ihrem Alter entsprechend gesund hielten, zu einem Kurs mit dem Titel »Einführung in die Endogene Atmung« eingeladen. Wir haben dazu eine Anwesenheitsliste herumgereicht. Die Kursleiterinnen Gisela Plugge und Eleonora Werner sind erfahrene ehemalige Patienten, die aktiv geworden sind und den gesunden Menschen die effektive Atemmethode näher bringen möchten. Der Kurs hat 6 Monate gedauert. Es hat Spaß gemacht, die Theorie und Praxis zu vermitteln. Die Kursteilnehmer sind mit Begeisterung und gegenseitiger Motivation an ihr tägliches Atemtraining gegangen. Beim gegenseitigen Austausch wurden auch witzige und unterhaltsame Geschichten vom Training erzählt, z.B. wie die Haustiere auf das »Schnorcheln« reagieren. Ein Papagei »Felix« hat das Wassersprudeln imitiert und auch gezählt »eins-zwei-drei-...« und mit solchen Geräuschen seine Besitzer an das Training erinnert. Ein Hund hat am Anfang des Atemtrainings misstrauisch gebellt, sich aber dann schnell damit abgefunden. Am 28.8.2008 war das letzte Gruppentreffen des Kurses. Mit guter Laune wurden eigene Erfahrungsberichte vorgelesen, die von den anderen lautstark durch Applaus kommentiert wurden. Das Ergebnis lässt sich sehen.

Ich stelle die Resultate des 6-monatigen Pneumobalance Atemtrainingskurses vor:

1. Horst Z., 65 Jahre: Hat vom behandelten Arzt gesagt bekommen, dass seine Cholesterinwerte von 250 auf 115 gesunken sind, er bräuchte keine Medikament mehr.

2. Erika M., 72 Jahre: Las stolz ihre zahlreichen Erfolge vor:
- Bluthochdruck hat sich normalisiert
- Gelähmte Stimmbänder haben sich regeneriert
- Schnarchen hat aufgehört
- Verdauungsprobleme sind verschwunden
- Hämorrhoiden haben sich zurückgebildet
- Besenreiser sind zurückgegangen (Schönheitseffekt)

3. Wolfgang O., 50 Jahre: Die Nikotinabhängigkeit besteht nicht mehr. Die jährliche Untersuchung durch einen Hautarzt war diesmal ohne Befund. Die Allergien sind nicht mehr vorhanden.

4. Johann W., 81 Jahre: Das Hüftgelenk hat sich regeneriert, wie ein aktuelles Röntgenbild zeigt. Die Operation zum Ersatz des Gelenks ist nicht mehr nötig. Auch Schultergelenke und Fußgelenke sind wieder beschwerdefrei.

5. Annette V.: Ihr Hüftgelenk ist wieder beschwerdefrei, die OP wurde abgesagt (Röntgenbild vorhanden) und ihre natürliche Haarfarbe ist im Nackenbereich wieder zu sehen.

6. Eleonora W., 52 Jahre: Sie ist seit 6 Jahren dabei. Vieles hat sich bei ihr regeneriert. Die Aufstellung ist in zeitlicher Abfolge zu sehen.

- Wechseljahresbeschwerden (Hitzewallungen, Haarausfall, brüchige Nägel ...) sind kein Thema mehr, was sich schon nach wenigen Monaten zeigte.
- Niedriger Blutdruck hat sich normalisiert
- Nach 2 Jahren waren Myome nicht mehr vorhanden lt. Aussage der Gynäkologin
- Nach Ultraschall wurde festgestellt, dass sich der Gries in der Galle zurückgebildet hat.
- Der Zahnarzt stellte fest, dass eine Parodontosebehandlung nicht mehr nötig ist.
- Die Elastizität der Haut ist lt. Messungen um 10 % gestiegen.
- Polyp in der Nase ist verschwunden

Wir sind nach wie vor daran interessiert, die Atemmethode mit dem ATMFro zu multiplizieren und sie den Menschen aller Altersgruppen zu vermitteln. Wir werden uns dafür einsetzen, dass die jahrzehntelangen Forschungen dazu, die in Russland stattgefunden haben, auch hier im Gesundheitssystem einen festen Platz finden und von den Krankenkassen anerkannt werden. Auch sind wir daran interessiert, Therapeuten und Atemtrainer auszubilden und bitten um Lehrbücher und Lehrmaterial in deutscher Sprache.

Mit freundlichen Grüßen und guten Wünschen von der Initiativgruppe

Eleonora W.«

9. Kleines Lexikon

AAD | Atemaktdauer – Dauer eines Atemzyklus Ein- und Ausatmen

Alveolen | Lungenbläschen

Astenie | Schwäche, Kraftlosigkeit

Atemzyklus | Zeit für einmal einatmen und ausatmen

ATMFro | Atemtrainingsgerät nach Frolov

Bronchienepithel | Zellen, mit denen die Bronchien ausgekleidet sind

Bronchiospasmen | Krämpfe in den Atemwegen

Chemo- und Mechanorezeptoren | Sinneszellen, die auf chemische bzw. mechanische Veränderungen reagieren

Diaphragma | Zwerchfell, der Haupt-Atemmuskel

Diastole | Phase der Entspannung beim Herzschlag

Endokrines System | Alle Hormondrüsen

Erythrozyten | Rote Blutkörperchen

Hämoglobin | Roter Blutfarbstoff der roten Blutkörperchen, der den Sauerstoff trägt

Homöostase | Säure-Basen-Gleichgewicht

Hyperkapnie | Ein Mehr an Kohlendioxid

Hypertonie | Bluthochdruck

Hyperventilation | Zuviel atmen mit hohem Verlust an Kohlendioxid

Hypoxie | Verknappter Sauerstoff

kapillarer Blutfluss | Blut, das in den haarfeinen Adern fließt, wo der Stoffaustausch mit den Zellen stattfindet

Katarakt | Grauer Star, bezeichnet eine Trübung der Augenlinse

Lipide der Zellmembranen | Fette in den Membranen der Zelle

Mitochondrien | Mini-Kraftwerke im Innern der Zelle

Myastenie | belastungsabhängige Muskelschwäche, eine Autoimmunerkrankung

Osteochondrose | Arthrose der Wirbelsäule mit nachfolgender Versteifung

pH-Wert | Gibt sauer / alkalisch auf einer Skala von 1-14 an

Stenokardie | Angina pectoris, ein anfallsartiger Schmerz in der Brust, der durch eine Durchblutungsstörung des Herzens ausgelöst wird. Meist beruht diese auf einer Engstelle (Stenose) eines Herzkranzgefäßes

10. Schlusswort

Es ist nicht genug zu wissen, man muss auch anwenden;
es ist nicht genug zu wollen, man muss auch tun.   (Johann Wolfgang von Goethe)

Lieber Leser, so ist nun unser aufregendes kurzes Abenteuer auf dem wenig bekannten Gebiet des Atmens zu einem Ende gekommen. Ich hoffe, der Inhalt dieses Buches war für Sie so interessant wie nützlich. Ich lade Sie ein zu weiteren gemeinsamen Abenteuern in dieser Richtung. Lassen Sie uns weiter Erfahrungen und Kenntnisse austauschen, damit demnächst in einem neuen Buch neuen Lesern und Freunden von unseren Erfahrungen erzählen können und diese einladen in das Land der Gesunden Atmung! – Ihr Sergej Zinatulin

11. Nachwort der Übersetzerinnen

Endlich nun ist in deutscher Sprache zu lesen und nachzuvollziehen, was wir bisher immer und immer wieder erzählten und zeigten und diskutierten! Wir hatten eine riesige Freude bei der Übersetzungsarbeit! Einerseits aus dem oben ersichtlichen Grund, aber auch, weil wir in diesem Buch auch für uns viel Neues fanden.

Wir, Eleonora Werner und Gisela Plugge, sind Pioniere auf dem Gebiet der gesunden Atmung nach der Schule von Frolov und Zinatulin in Deutschland. Wenn Sie, lieber Leser, sich nun näher mit der Pneumobalance Methode beschäftigen wollen, vielleicht in die naturwissenschaftlichen Hintergründe einsteigen möchten, so besuchen Sie uns bitte im Internet. Die Methode der Pneumobalance heißt bei uns »Atmosana« und entsprechend heißt unsere Internetseite: www.atmosana-schule.de

Wir wünschen viel Erfolg und einen langen Atem!
Gisela Plugge und Eleonora Werner

12. Quellen:

1. Breslav I.S., Nozdrachev A.D., Respiration. Visceral and Behavioral Aspects. St. Petersburg, 2005

2. Зинатулин С.Н., Методические основы и применение волевой ликвидации глубокого дыхания в лечении алкоголизма. Архангельский мединститут, 1989

3. Зинатули, С.Н., Организация и методика гигиенического обучения детей регуляции дыхания. Архангельск, 1991

4. Зинатулин С.Н., Теория и практика ВЛГД (сб. «Метод Бутейко»), Одесса, 1991

5. Зинатулин С.Н., Способ лечения гемогипокарбии. Заявка № 4898607/14 (000305) от 02.01.1991

6. Зинатулин С.Н., Нормальное дыхание — основа активного долголетия. Архангельск, «Знание»,1991

7. Зинатулин С.Н., «+ 50 лет жизни. Дыхание – основа здоровья и долголетия» Новосибирск,1997

8. Зинатулин С.Н., Дыхательный тренажер Фролова в медицине и валеологии. Новосибирск, 1999

9. Зинатулин С.Н., «Рецепт: здоровое дыхание». Минск, 2002

10. Зинатулин С.Н., «Как я жил без кислорода». Новосибирск, 2002

11. Zinatulin S.N., Healthybreathing. Advanced Techniques Novosibirsk, 2003

12. Зинатулин С.Н., Целебная энергия дыхания. М.,2005

13. Зинатулин С.Н., Планирование и конспекты занятий по обучению детей регуляции дыхания. М., 2007

14. (Кале-Жермен Бландин) Germain, Blandine Calais, Respiration, Moscow, 2005

15. (Капра Фритьоф) Capra, Fritjof, The web of life, Moscow, 2002

16. Капра Ф., Паутина жизни. Новое научное понимание живых систем

17. Коган А.Х., Грачев С.В., Елисеева С.В.

18. Kogan A. Kh., Gratchev S.V., Bolevich S.L., Yelisseva S.V. Carbon dioxide is a protector of cells from toxic effect of oxygen. International congress of Toxicology. Seattle, 1995

19. Кранц Кр., Дыхание жизни, St. Petersburg, 2004

20. Лэмберг Линн, Ритмы тела, Москва 1998

21. Применение индивидуального ингалятора-тренажера при заболеваниях органов дыхания и вегето-сосудистой дистонии у детей. Медицинская технология. М.,2006

22. Marietta, Till, Die Heilkraft des Atems, München,1994

23. Стрелков Р.Б., Чижов А.Я. Прерывистая нормобарическая гипоксия в профилактике, лечении и реабилитации. Екатеринбург, 2001

24. Strelkov R.B., Chizhov A.Ya., Normobarical hypoxia in treatment, prophylaxis and rehabilitation. Moscow, 1988

25. Сведенброг Эммануил. Тайны неба. О божественной любви и божественной мудрости. Киев, 1993

26. Syromyatnikova N.V., Goncharova V.A., Kotenko T.V. The metabolic activity of the lungs. Leningrad, 1987

27. Триняк Н.Г., Управление дыханием и здоровье человека, Киев, 1991

28. Trincher K., Die Gesetze der biologischen Thermodynamik, Urban und Schwarzenberg, Wien - München, Baltimore, 1981

29. West, Joyn B., Respiratory Physiology - The Essentials, Moscow, 1988

30. Фрид Р., Дышите правильно - будете здоровы. Мн., 2005

31. Fried, Robert, Breathe well, be well, Minsk, 2005

32. Хендрикс Г., Сознательное дыхание.

33. Hendricks, Guy, Conscious breathing, New York, 1995

34. Хогсхед Н., Казенс Дж. Как победить астму. М.,1998

35. Hogshead, Nancy and Couzens, Gerald, Asthma and exercise, Moscow, 1998

36. Чайлдерс Г., Великолепная фигура за 15 минут в день. М., 1998

37. Childers, Greer, Katz, Bobbie, Be a loser, New York, 1998

38. Эккерман Дж., Краткая история человеческого тела. С-Пб- 2

Basisches Aktivwasser - die Ergänzung zum richtigen Atmen.

Der Mensch kann ohne Atmen drei Minute, ohne Trinken drei Tage überleben – Trinken ist die zweitwichtigste Überlebensfunktion.

Basisches Aktivwasser wurde in Japan und Russland entwickelt und ist mit seinen drei Eigenschaften – basisch, Elektronen spendend und feinclustrig – ein funktionelles Getränk, das oxidativen Stress und Übersäuerung neutralisieren kann.

Der LIBRION Verlag hat drei Medien zu diesem Thema herausgebracht:

Jungbrunnenwasser

Von Dipl. Ing. Dietmar Ferger

Warum ist basisches Aktivwasser ein funktionelles Wasser, das zivilisationsbedingten oxidativen Stress und Übersäuerung ausgleichen und neutraliseren kann?

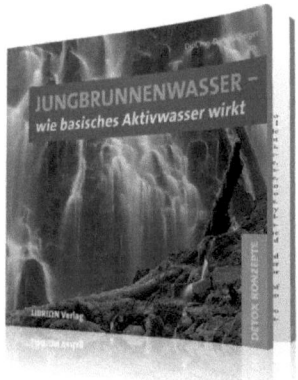

Der Ingenieur und Präventologe Dietmar Ferger geht auf die Hintergünde der Zivilisationserkrankungen ein, schildert die Eigenschaften und die Bedeutung des Wassers für die Gesundheit und zeigt die physikalischen und biologischen Zusammenhänge auf, die dem basischen Aktivwasser seine Wirkung geben. Weiterhin gibt er Antworten aus der Praxis zu den am häufigsten gestellten Fragen.

LIBRION Verlag
ISBN 978-3-9810897-5-2
Erscheint in Kürze

Der Weg zurück in die Jugend

Von Sang Whang

Der US-Longseller ist der Klassiker und ein »Muss« für Jeden, den die Wirkung von basischem Aktivwasser interessiert.

Der amerikanisch-koreanische Ingenieur Sang Whang beschreibt verständlich und humorvoll die wissenschaftlichen Grundlagen des Alterns und wie basisches Aktivwasser dem Alterungsprozess entgegenwirken kann.

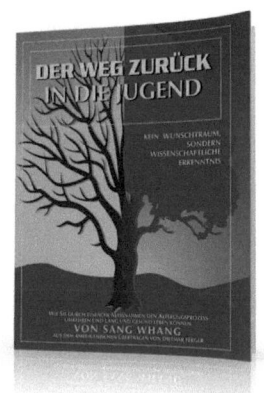

Ein Buch für Jeden, der die Ursachen des Alterns und der Zivilisationskrankheiten verstehen und gesund und beschwerdefrei alt werden will.

100 Seiten, viele SW-Abbildungen, Softcover

LIBRION Verlag

ISBN: 3-8334-1485-5

Preis: € 10.- / SFr. 15.-

Trink dich Basisch!

Von K-H Asenbaum, D. Ferger und Dr. med. W. Irlacher

Eine Kurzdarstellung über basisches Aktivwasser, seine Wirkungen und Hintergründe mit Berichten von Anwendern und Therapeuten.

Wer die Zusammenhänge gerne bildlich dargestellt haben will, dem bietet die beiliegende DVD umfassendes Material. Auf ihr können Zusammenhänge bildlich nachvollzogen werden, denn sie ist mit hervorragenden Grafiken ausgestattet, die durch Interviews ergänzt werden von Menschen, die von Ihren Erfahrungen mit basischem Aktivwaser berichten.

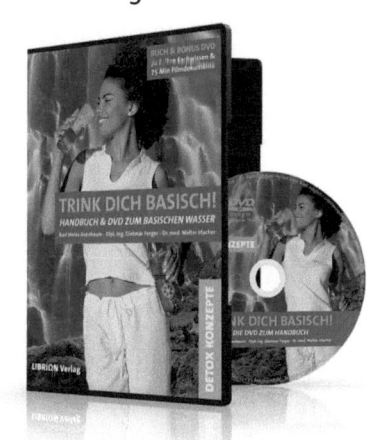

52 Seiten mit ausführlichen farbigen Grafiken, Bildern und Darstellungen + DVD mit ca. 75 Min. Lauflänge

LIBRION Verlag

ISBN: 978-3-9810897-2-1

Preis: € 9,90 / SFr. 15.-

ATMFro Atemtrainingsgerät

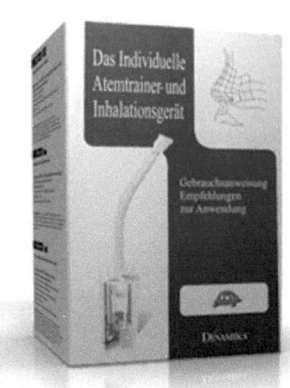

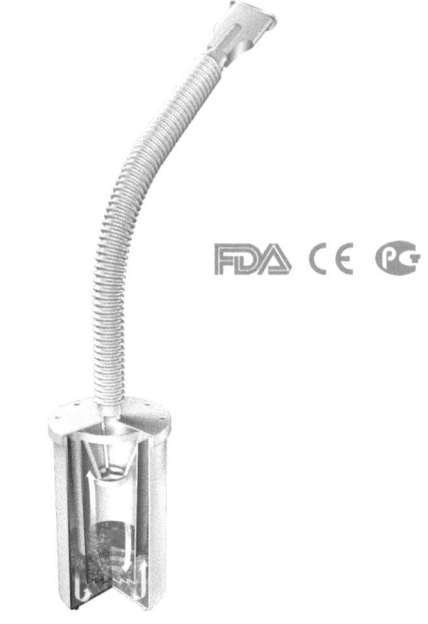

PZN: 7237780
Das Set enthält: Atemtrainer Frolov, Messbecher, Gebrauchsanweisung, Erzeugnispass.

Die Musik zum Pneumobalance Atemtraining:

ATEMKLÄNGE

von Ralf Veith

33 Musikstücke auf vier CDs machen das Atemtraining zur Atemmeditation. In zeit-
losem Stil wurden sie von einem der renommiertesten Komponisten elektronischer
Musik speziell für das Pneumobalance Atemtraining komponiert. Die zeitlich exakt
auf den geforderten Atemrhythmus abgestimmten Spannungsbögen und Melodie-
verläufe der Musik machen das Atemtraining zur Atemmeditation - das Zählen der
Sekunden der Ausatmung und der Blick zur Uhr entfällt, Sie können sich ganz auf
Ihre Atmung konzentrieren.

Ralf Veith ist neben seiner Tätigkeit als Diplom-Psychologe seit mehr als 25 Jahren
Komponist verschiedener Musikrichtungen wie Musical, Folk, Rock, Kinderlieder und
Instrumentalmusik.

4 CDs mit Booklet

Gesamtspieldauer 239 Minuten

LIBRION Verlag

Preis: € 19,90 / SFr. 30.-

(davon € 5,72 für die GEMA)

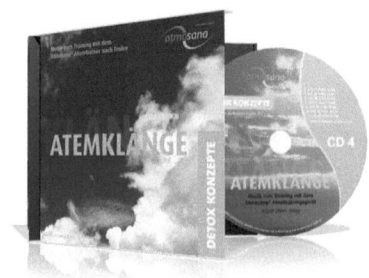

Bestellung

Bestellen Sie Ihr Pneumobalance Atemtrainings-Set, bestehend aus dem ATMFro Atemtrainingsgerät und dem CD-Set ATEMKKLÄNGE, zum Sonderpreis.
Für Bestellung per Fax trennen Sie bitte den Bestellschein an der ersten Linie ab, füllen ihn aus und senden ihn an Fax: 0(049) 3212 1133230.
Für Bestellung per Brief trennen Sie den Bestellschein bitte an der zweiten Linie ab - vorbereitet für Fensterbrief.

✂ ---- Für Faxversand bitte hier abtrennen und an Fax 0(049) 3212 1133230 ----

Ihr Name: _____

Liefer- und
Rechnungsadresse: _____

Ihre E-Mail: _____

eNewsletter abonnieren ☐

Datum/Unterschrift: _____

✂ ---- Für Versand im Fensterbrief hier abtrennen ----

Ich bestelle

zu den umseitig aufgeführten Allgemeinen
Geschäftsbedingungen (AGB):

An

LIBRION Verlag
c/o CASA DETOX
Basler Strasse 27
D - 79540 Lörrach

Artikel		Preis
Stk.	**Pneumobalance Set** (ATMFro Atemtrainingsgerät & CD Set ATEMKLÄNGE)	**€ 65,80** (statt € 69,80)
Stk.	ATMFro Atemtrainingsgerät	€ 49,90
Stk.	CD Set ATEMKLÄNGE	€ 19,90
Ex.	Der Weg zurück in die Jugend von Sang Whang	€ 10,00
Ex.	Jungbrunnenwasser von Dietmar Ferger	
Stk.	DVD Trink Dich Basisch!	€ 9,90

Die Versandkosten betragen
- in Deutschland € 3,90, ins europäische Ausland € 6,90

✂

Liefer- und Rechnungsadresse:

Ihr Name: _____

Strasse: _____

PLZ / Ort: _____

Telefon: _____

Telefax: _____

E-Mail: _____

Bitte, abonnieren Sie unseren kostenlosen Email-Newsletter, in dem wir Sie über aktuelle Ereignisse und Erkenntnisse aus dem Bereich der ganzheitlichen Gesundheit, über neue Informationen und Forschungsergebnisse zu den Produkten sowie über Angebote und Neuheiten aus unserem Sortiment informieren.
Den Newsletter können Sie jederzeit wieder abbestellen.

eNewsletter abonnieren ☐

_____
Datum & Unterschrift